DIE IMMUNITÄTSFORSCHUNG

ERGEBNISSE UND PROBLEME
IN EINZELDARSTELLUNGEN

HERAUSGEGEBEN VON

PROF. DR. R. DOERR

BASEL

BAND II

DAS KOMPLEMENT

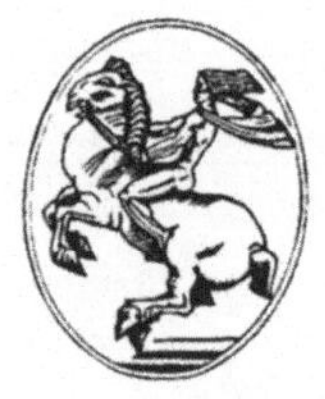

SPRINGER-VERLAG WIEN GMBH 1947

DAS KOMPLEMENT

VON

R. DOERR
BASEL

MIT 2 TEXTABBILDUNGEN

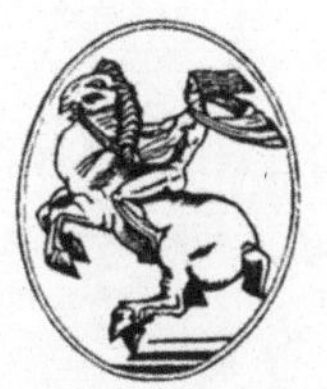

SPRINGER-VERLAG WIEN GMBH 1947

ISBN 978-3-662-40769-1   ISBN 978-3-662-41253-4 (eBook)
DOI 10.1007/978-3-662-41253-4

Inhaltsverzeichnis.

Das Komplement.

I. Die Entdeckung des Komplementes und seine Einordnung in den Ideenkreis der „unspezifischen natürlichen Immunität"; Ablehnung dieser Auffassung.

Das Komplement ist ein bakterizider Stoff, der in der Blutflüssigkeit normaler Tiere vorhanden ist. Er verdankt infolgedessen seine Entdeckung dem Bestreben, *im Organismus natürliche (präformierte) Mechanismen nachzuweisen, welche bei der Abwehr infizierender Mikroben in Aktion treten.* Schon in den ersten Entwicklungsstadien der Immunitätsforschung vollzog sich auf diesem Gebiete die Aufspaltung in *humorale* und *cellulare* antibakterielle Kräfte. Die cellulare Verteidigung des durch Mikrobeninvasionen gefährdeten Körpers übertrug E. METSCHNIKOFF den Phagocyten und die ersten Beobachtungen, daß auch Körperflüssigkeiten, vor allem das Blut, an dieser Aufgabe beteiligt sein können, gehen bis auf G. F. H. NUTTALL (1888) zurück. Die pathogenen Mikroorganismen, welche in dieser Epoche bekannt waren, gehörten mit wenigen Ausnahmen dem Reich der Bakterien an; Bakterien waren daher die gegebenen Testobjekte, um die Leistungsfähigkeit cellularer wie auch humoraler antiinfektiöser Agenzien festzustellen und dem Grade nach einzuschätzen. Daran hat sich bis auf die Gegenwart nichts geändert; die medizinische Mikrobiologie ist hier in der Bakteriologie steckengeblieben.

Erhalten hat sich aber auch der Grundgedanke, auf dem diese ganze Forschungsrichtung aufgebaut war. Menschen und Tiere sind zahlreichen und voneinander verschiedenen Infektionen ausgesetzt. Soll eine „Abwehr" existieren, welche diese vielfältigen Invasionsmöglichkeiten zu bewältigen vermag, *so müßte sie richtungslos sein, sie müßte sich gegen jeden eindringenden Keim kehren,* gleichgültig, ob Zellen oder Körperflüssigkeiten mobilisiert werden. Fast wie eine selbstverständliche Folge ergibt sich aus dieser Überlegung der Satz: „Die natürliche Immunität und die Mittel, kraft welcher sie in Erscheinung tritt, müssen unspezifisch d. h. unabhängig von der Spezifität der Erreger sein." Scheinbar nur eine Bestätigung der Tatsache, daß jede Tierspezies für eine mehr oder minder große Zahl von untereinander verschiedenen Infektionen unempfänglich ist. Daß aber der Satz trotzdem einen Trugschluß birgt, wird sogleich offenbar, *wenn man der Betrachtung nicht das negative Leitmotiv des refraktären Verhaltens, sondern das positive Kriterium der Empfänglichkeit zugrunde legt* [R. Doerr (1934)]. Jede Tierspezies kann durch mehrere, meist durch viele Mikroorganismen infiziert werden und um diese ebenfalls unspezifische Disposition dem Prinzip der natürlichen Immunität zu unterstellen, müßte man annehmen, daß die Abwehrmechanismen in allen diesen ganz heterogenen Fällen versagen. Auf diesem Wege kommt man zwangsläufig zu der Vorstellung, daß jede Infektion ein Kampf zwischen den eindringenden Mikroben und dem befallenen Organismus ist, *und daß nicht nur der Ausgang dieses Kampfes, sondern schon das Zustandekommen oder die Unmöglichkeit einer Infektion ganz von der Intensität der Abwehr abhängt.* Die Infektion ist aber kein Kampf, sondern eine *Gast-Wirt-Beziehung* [R. Doerr (1934, 1937, 1941a, 1942)], welche durch die Anpassung des schmarotzenden Gastes an den Wirt, in welchem er sich ansiedeln und vermehren kann, bestimmt wird. Es ist sehr merkwürdig, daß diese jedem Parasitologen geläufige Auffassung dem Zoologen E. Metschnikoff entgangen ist und daß er an ihre Stelle die untragbare Idee von Kampf und Abwehr gesetzt hat, die dann von der medizinischen Mikrobiologie bereitwilligst aufgenommen und mit größter Zähigkeit festgehalten wurde.

Aus der von Metschnikoff verkündeten Lehre ergibt sich noch eine weitere Konsequenz, die zwar nicht ausdrücklich zugestanden wurde, die aber unvermeidbar ist, wenn man sich an die Grundlagen dieser Anschauung angeschlossen hat. *Die Unterscheidung zwischen „Erregern", d. h. infizierenden Mikroben und harmlosen (nichtinfektiösen) Mikroben findet nämlich in diesem Vorstellungskreis keinen Platz.* Wenn. Mikroorganismen existieren, welche sich in keinem anderen Lebewesen zu vermehren vermögen, wäre dies nur dem Umstand zuzuschreiben, daß sie den Abwehrmechanismen besonders leicht zum Opfer fallen. Erst später fiel es auf, daß diese Behauptung mit den Tatsachen völlig unvereinbar wäre und daß eine neue Hypothese herangezogen werden müßte, um das Prinzip von Kampf und Abwehr zu retten; O. Bail fand sie in der Aussage, daß der Mangel an Infektiosität auf der Unfähigkeit der Bakterien beruhen dürfte, *Angriffsstoffe (Aggressine)* zu produzieren, welche die Kräfte der Abwehr antagonistisch überwinden. Auch dieser Ausläufer der Metschnikoffschen Lehre hat sich, einmal in die Welt gesetzt, erhalten und tritt uns in der Literatur der jüngsten Zeit mit dem alten Namen und in seiner alten Bedeutung, wenn auch mit teilweise geänderter experimenteller Begründung, entgegen.

Diese hier nur in grobem Umriß skizzierten Irr- und Umwege spiegeln sich im Entwicklungsgang unserer Kenntnisse über den wichtigsten Faktor der humoralen Abwehr, das *Komplement.*

Lord JOSEPH LISTER zeigte schon vor NUTTALL (1880—1881), daß Ochsenblut, wenn es dem Tiere aseptisch entnommen wird, keine Neigung hat, in Fäulnis überzugehen und daß es sogar den Zusatz von geringen Mengen gewöhnlichen Wassers oder Staub verträgt, im Gegensatze zur Milch, in welcher schon nach Einsaat vereinzelter Keime üppiges Bakterienwachstum einsetzt. Die Bakterizidie des Ochsenblutes richtete sich in diesen Versuchen nicht gegen parasitische, sondern gegen saprophytische Mikroben, was dem Chirurgen LISTER nicht auffiel, da zu seiner Zeit die Wundinfektion als Wundfäulnis betrachtet wurde. Aber im Betrieb der Seruminstitute weiß man jetzt, daß man aseptisch gewonnenes Aderlaßblut nicht so ängstlich wie früher gegen Luftverunreinigungen schützen muß, und diese Erfahrung lehrt unzweideutig, daß sich die keimschädigende Wirkung gegen Mikroben kehrt, gegen welche der Organismus die humorale Abwehr gar nicht benötigt.

NUTTALL und die Autoren der Folgezeit verwendeten allerdings, von teleologischen Vorstellungen beherrscht, pathogene oder, korrekter ausgedrückt, infektiöse Bakterien als Testobjekte. Aber auch diese Resultate, obwohl durch die Wahl der Versuchsanordnung einseitig und daher irreführend orientiert, sprechen keineswegs dafür, daß der humorale Schutz den Zweck erfüllen kann, den ihm die Idee von Kampf und Abwehr gerne unterschoben hätte. Denn die bakterizide Kraft des Blutes deckt sich in keiner Weise, weder absolut noch relativ, mit der Resistenz des Blutspenders gegen die in vitro beeinflußbaren Keime. Zu der Erkenntnis, daß der Besitz solcher humoraler Kräfte keine Lebensnotwendigkeit darstellt, verhalf eine zufällige Entdeckung, auf welche im folgenden ausführlicher eingegangen werden soll.

Zunächst sei noch erwähnt, daß gegen die Versuche von LISTER und NUTTALL der Einwand geltend gemacht wurde, daß sie mit Vollblut angestellt wurden, und daß daher die festgestellten bakteriziden Effekte durch phagocytierende Blutzellen bedingt sein konnten. H. BUCHNER wies jedoch 1889 nach, daß leukocytenfreies Serum gewisse Bakterien abzutöten vermag, und nannte den Träger dieser Wirkung *Alexin*, also *Abwehrstoff* (vom griechischen ἀλέξειν). Die jetzt gebräuchliche Bezeichnung „*Komplement*" wurde von P. EHRLICH vorgeschlagen und hängt mit dem Phänomen der Immuncytolyse zusammen, worunter man die Erscheinung versteht, daß antikörperbeladene Zellen durch den normalen Serumfaktor, den BUCHNER Alexin genannt hatte, geschädigt und unter Umständen aufgelöst werden. EHRLICH hatte angenommen, daß das Alexin den Antikörper zum zellschädigenden Wirkstoff ergänzt (komplettiert) und hielt daher den Ausdruck „Komplement" für sinnvoll, da er eine der wichtigsten Funktionen des normalen Serumfaktors, von dem hier die Rede ist, charakterisiert. Soviel zum Verständnis der nachstehenden Ausführungen.

1*

II. Komplementfreie Meerschweinchen.

Für diagnostische und wissenschaftliche Untersuchungen verwendet man als Komplement meist frisches Meerschweinchenserum. Es stellte sich bald heraus, daß der Komplementgehalt dieses Serums individuellen Schwankungen unterworfen ist und daß es sich daher empfiehlt, die Sera mehrerer Meerschweinchen miteinander zu vermischen („Mischkomplement"), um diese Differenzen auszugleichen. Es bedeutete aber trotzdem eine große Überraschung für die serologischen Spezialisten, als H. D. MOORE 1919 berichtete, daß im Veterinärdepartement einer landwirtschaftlichen Versuchsstation Amerikas komplementfreie Meerschweinchen entdeckt worden seien, deren Serum nicht imstande war, sensibilisierte (mit spezifischem Antikörper beladene) Erythrocyten zu lösen.

1. Genauere Präzisierung des Komplementdefektes.

Das Komplement ist aus mehreren (mindestens 4) Teilstücken zusammengesetzt, welche kraft ihrer verschiedenen Eigenschaften voneinander abgetrennt werden können (s. S. 7 f.). Wie eine genauere Analyse ergab, fehlen im Serum der „komplementfreien" Meerschweinchen nicht alle Bestandteile des Komplements, sondern nur das sogenannte dritte Stück, welches sich durch seine Thermostabilität auszeichnet, während End- und Mittelstück vorhanden sind. Dieser Sachverhalt wurde von ROSCOE R. HYDE (1923) und schon vor ihm von A. COCA (1920) durch einen einfachen Versuch nachgewiesen. Erhitzt man ein beliebiges frisches Serum durch 30 Minuten auf 55° C, so bleibt das dritte Stück infolge seiner Thermoresistenz erhalten; setzt man nun einen einzigen Tropfen eines solchen inaktivierten, an sich unwirksamen Serums zu 20 ccm frischen „komplementfreien" Meerschweinchenserums zu, so wird dieses in ein Komplement von hoher Wirkungsstärke verwandelt, schematisch:

    A. Frisches Serum beliebiger Provenienz, 30′ auf 55° C erwärmt, liefert das 3. Stück;

    B. frisches komplementfreies Serum (Endstück + Mittelstück) gibt mit einer Spur A ein vollwertiges, weil vollständiges Komplement.

2. Der Vererbungsgang des Komplementdefektes.

In der Versuchsstation, in welcher man die komplementfreien Meerschweinchen entdeckt hatte, setzten alsbald Züchtungsexperimente ein, um die offenbar durch Mutation entstandene Rasse zu erhalten. Wie zuerst F. A. RICH und R. DOWNING feststellten, war die neue Eigenschaft in der Tat erblich und, wie die Kreuzung mit normalen Meerschweinchen ehrte, durch ein einfaches rezessives Gen bedingt. Nennt man dieses

Gen O („ohne Komplement") und das korrespondierende dominante Gen (welches für den Besitz eines normalen Komplementes maßgebend ist) M, so mußte ein komplementfreies Meerschweinchen die Formel OO haben, d. h. in Beziehung auf diese Eigenschaft homozygot sein; alle Bastarde von der Formel OM mußten komplementhaltiges Serum haben und die Rückkreuzung eines weiblichen Bastards mit einem reinrassigen komplementfreien Männchen müßte nach der bekannten Rückkreuzungsregel heterozygote (komplementbesitzende) und homozygote (komplementfreie) Junge im Verhältnis von 1:1 liefern. Bei der Kreuzung zweier Bastarde war ein Verhältnis von 3:1 im Falle einer einfachen MENDELschen Erbeinheit zu erwarten (vgl. die Schemata I und II).

$$\text{I.} \quad \underbrace{\text{OM}}_{\female} \times \underbrace{\text{OO}}_{\male} \qquad\qquad \text{II.} \quad \underbrace{\text{OM}}_{\female} \times \underbrace{\text{OM}}_{\male}$$

$$\overline{\text{OM, OM, OO, OO}} \qquad\qquad\qquad \overline{\text{OO, OM, MO, MM}}$$

Die Beobachtungen DOWNINGS, die durch R. R. HYDE (1923, 1932) bestätigt wurden[1], entsprachen durchaus diesen Regeln der MENDEL-Spaltung. Zwischenformen traten nicht auf und das rezessive Gen war bei Männchen und Weibchen in gleicher Weise vorhanden, also nicht geschlechtsgebunden.

In der Formel I ist als Mutter ein komplementbesitzender Bastard eingesetzt. Die aus der Kreuzung eines solchen Bastardes mit einem komplementfreien Männchen hervorgehenden Jungen verhalten sich nun, auch wenn sie einem und demselben Wurf angehören, wie dies die Formel veranschaulicht. Von 4 Jungen sind also in der Regel 2 komplementbesitzende Bastarde und 2 reinrassige komplementfreie Tiere, obwohl die Chorionzotten aller 4 Föten beständig von dem komplementreichen Blute der Mutter umspült werden. R. R. HYDE folgert aus dieser Beobachtung, daß sich das Komplement bzw. das dritte (thermostabile) Komplementstück auf Grund einer genotypischen Anlage, die von Fötus zu Fötus verschieden sein kann, entwickelt; übrigens ist das geschilderte Resultat nur eine weitere Bestätigung der Ergebnisse aller anderen Kreuzungsexperimente, die ja unzweideutig für das Vorhandensein eines einfachen rezessiven Gens für Komplementfreiheit sprechen. Man kann aber fragen, warum die Hälfte der Föten in der komplementhaltigen Mutter während der ganzen intrauterinen Existenz komplementfrei bleibt, d. h. warum nicht das fehlende dritte Stück aus der Zirkulation der Mutter in jene der Föten übertritt. Entweder nimmt man mit HYDE an, daß die Meerschweinchenplazenta für mütterliche (homologe) Serumbestandteile undurchlässig ist, wofür auch Experimente anderer Art von L. NATTAN-LARRIER und P. LÉPINE als Beweise heran-

---

[1] Siehe auch R. R. HYDE und E. PARSONS (1928).

gezogen werden können, oder man gibt den diaplazentaren Übergang zu und wäre dann zu dem Schlusse genötigt, daß von der Mutter stammendes Komplement in Meerschweinchenföten mit der Anlage für Komplementfreiheit nicht haltbar ist [R. Doerr (1941 b)]. Die zweite Version ist keineswegs unwahrscheinlich. Die Komponenten des Komplementes sind Bestandteile des Blutplasmas und werden als solche im Stoffwechsel abgebaut und wieder produziert. Wenn der Organismus der komplementfreien Meerschweinchen nicht imstande ist, die dritte Komponente zu synthetisieren, so wird diese, wenn sie dem Fötus von der Mutter aus passiv zugeführt wird, nicht persistieren können, da ihre Zerstörung durch Regeneration nicht kompensiert wird, sie muß das Schicksal passiv zugeführter Antikörper (Immunglobuline) erleiden. Damit wäre auch gleichzeitig das Wesen der „Komplementfreiheit" aufgeklärt im Sinne der *hereditären Unfähigkeit zur Erzeugung der dritten Komponente des Komplementes.* Sichergestellt wurde dieser Sachverhalt nicht; es hätten auch die tauglichen Versuchsobjekte, die komplementfreien Meerschweinchen gefehlt, die offenbar zu den seltensten Mutationen gehören.

Die von manchen Autoren vertretene Auffassung, daß die als Komplement bezeichnete Wirkung frischer Normalsera erst infolge der Gerinnung des Blutes zustande kommt und im zirkulierenden Blute des lebenden Tieres nicht als solche präformiert ist, ist durch die Untersuchungen der komplementfreien Meerschweinchen jedenfalls definitiv widerlegt. Es handelt sich vielmehr um eine Substanz, welche der Organismus unter natürlichen Bedingungen produziert und die im kreisenden Blute vorhanden ist. Von welchen Zellen oder Geweben sie gebildet wird, geht allerdings aus den Beobachtungen nicht hervor. Spätere Untersuchungen ermöglichen es jedoch, auf diese Frage eine befriedigende Auskunft zu erteilen (s. Kapitel XI).

3. Der Einfluß des Komplementdefektes auf die natürliche anti-infektiöse Immunität.

Das Komplement spielt eine wichtige Rolle bei der Immuncytolyse im Reagenzglase, speziell auch bei der Bakteriolyse, und es hat daher an Stimmen nicht gefehlt, welche diesem Bestandteil des normalen Blutplasmas eine besondere Bedeutung bei der natürlichen Abwehr der Infektionen, wenigstens beim humoralen Teil dieser Abwehr, zuerkennen wollten (s. S. 3). Wie Hyde bemerkt, bot sich dem Komplement in der Existenz komplementfreier Meerschweinchen eine ideale Gelegenheit, seinen Ruf zu rechtfertigen. Moore behauptete in der Tat, daß komplementfreie Meerschweinchen gegen Temperaturschwankungen empfindlicher seien als normale und daß sie eine geringere Widerstandsfähigkeit gegen experimentelle Infektionen mit B. cholerae suis zeigen. Es brach aber eine Epizootie unter einer Zucht aus, in welcher komplementfreie und komplementbesitzende Meerschweinchen unter gleichen Bedingungen gehalten wurden, und gegen diese natürlichen, durch hämolytische Streptokokken verursachten Infektionen verhielten sich beide Gruppen während einer langen Beobachtungszeit ganz gleich, auch wenn es sich um Tiere desselben Wurfes handelte [R. R. Hyde (1932), R. R. Hyde und E. J. Parsons (1928)]. Drei aufeinanderfolgende Schübe der Seuche durchzogen den 500 Tiere umfassenden Bestand und rotteten ihn fast vollständig aus; und bei keiner dieser Gelegenheiten war eine deutliche Differenz zwischen Meerschweinchen mit und solchen ohne Komplement zu beobachten. Vor solcher Erfahrung mußte auch die vorgefaßte Meinung das Feld räumen und R. R. Hyde bringt das in dem charakteristischen Satz zum Ausdruck: „We are forced to conclude that complement does not play the rôle in resistance to infection that test tube experiments have led us to believe." Das Zugeständnis mußte also durch die Tatsachen *erzwungen* werden. Die Tatsachen befremden aber nur, wenn man an der Existenz einer natürlichen Immunität als Gegenstück der erworbenen Immunität festhält; Doerr (1934, 1937) hat nachgewiesen, daß diese Antithese verfehlt ist und daß man, um den richtigen Weg zu beschreiten, welcher aus den Konsequenzen dieses Irrtums hinausführt, den Ausdruck „natürliche Immunität" streichen und durch „natürliche Disposition" ersetzen müßte, *wobei die „natürliche Disposition" als Erscheinungsform der Anpassung des Parasiten an seinen Wirt zu verstehen wäre.*

Der Mangel des dritten Komplementstückes tritt beim Meerschweinchen als ein durch Mutation entstandenes Rassenmerkmal auf. Man kennt aber warmblütige Tiere, bei denen das Fehlen des Komplementes zu den Arteigenschaften gehört. Nach dem Zeugnis von G. Petragnani und Ag. Castelli ist das Blut der Taube komplementfrei; Tauben sind aber Infektionen nicht stärker ausgesetzt als Tiere, deren Blutplasma einen hohen Komplementgehalt aufweist, und davon, daß etwa der Bestand der Art durch das Fehlen des Komplementes gefährdet wäre, kann keine Rede sein.

III. Die komplexe Konstitution des Komplementes.

1. Unterscheidung einer „haptophoren" und einer „toxophoren" Gruppe (P. Ehrlich).

Die Funktion des Komplementes wurde ursprünglich einer einheitlichen Substanz zugeschrieben. Da aber der Versuch lehrte, daß die zellschädigende Wirkung meist nur dann in Erscheinung tritt, wenn sich die antigenhaltige Zelle mit spezifischem Antikörper beladen hat,

nahm die EHRLICHsche Schule an, daß im Molekül des Komplementes
zwei voneinander verschiedene Gruppen vorhanden sind, von welchen
die eine (die „haptophore") die Verbindung mit dem an die Zelle ver-
ankerten Antikörper herstellt und so die Voraussetzung für den lytischen
Effekt der zweiten (der „toxophoren") Gruppe erfüllt. Das abgebildete,
auch heute noch allgemein bekannte Schema veranschaulichte diese
Vorstellung:

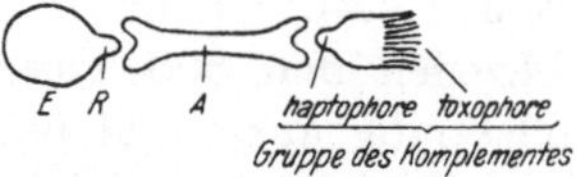

Abb. 1. Hämolytisches System nach P. EHRLICH. E = Erythrocyt; R = Receptor des
Erythrocyten; A = der Antikörper, der den Zellreceptor mit der haptophoren Gruppe des
Komplementes verbindet.

Zufolge der EHRLICHschen Annahme müßte sich die haptophore
Gruppe des Komplementes mit dem Antikörper direkt verbinden, auch
wenn dieser nicht an einer Zelle haftet; diese Verbindung konnte aber
nicht nachgewiesen werden, und J. BORDET bestritt daher, daß sich
der Antikörper als Bindeglied zwischen die antigenhaltige Zelle und das
Komplement einschaltet, sondern dachte sich den Vorgang so, daß die
Zelle durch die Einwirkung des Antikörpers verändert (sensibilisiert)
wird und erst infolge dieser Veränderung die Fähigkeit gewinnt, das
Komplement zu fixieren [siehe J. BORDET (1939]. Tatsache ist, daß sich
die antigenhaltige Zelle mit dem Antikörper unmittelbar verbindet
(Agglutination) und daß diese Reaktion Veränderungen der Zellen
bewirkt, die heute auch optisch festgestellt sind, so daß die Vorstellung
von BORDET zweifellos besser begründet ist als das Schema von EHRLICH.
Aber P. EHRLICH suchte in Gemeinschaft mit H. SACHS (1902) seine
Auffassung von der Doppelfunktion des Komplementes durch eine
Dissoziation der beiden hypothetischen Gruppen zu beweisen und dieses
Experiment ist, wie wir sehen werden, ein Ausgangspunkt für wichtige
Forschungen geworden.

NUTTALL und H. BUCHNER hatten nämlich festgestellt, daß das Komplement durch halbstündiges Erwärmen auf 55° C seiner Aktivität beraubt
wird; wenn man aber das komplementhaltige Serum nur auf 52° C
erwärmt, sollte nach EHRLICH und SACHS nur die toxophore Gruppe
zerstört werden, während die haptophore ihre Fähigkeit behält, sich
mit dem Antikörper zu verbinden. Daß das „Komplementoid", wie
das hypothetische Restkomplement genannt wurde, diese Fähigkeit
tatsächlich besitzt, sollte daraus hervorgehen, daß antikörperbeladene
Erythrocyten, die mit Komplementoid behandelt wurden, durch Vollkomplement (frisches Serum) nicht mehr gelöst werden, weil der Antikörper durch das Komplementoid bereits abgesättigt ist („Komplemen-

toidverstopfung"). F. P. Gay (1905) erhob jedoch Einsprache gegen diese Beweisführung und kam auf Grund von Nachprüfungen und eigenen Versuchen, die unter der Leitung von J. Bordet ausgeführt wurden, zu dem Schluß, daß das mäßige Erwärmen das Bindungsvermögen und die lytische Kraft des Komplementes gleichmäßig abschwäche, und daß eine wahre Dissoziation, wie sie sich in den „Komplementoiden" verkörpern würde, experimentell nicht nachzuweisen sei. Gay hatte mit seiner Opposition keinen durchschlagenden Erfolg, und noch lange Jahre nachher wurde die Existenz des Komplementoides verteidigt (siehe u. a. C. H. Browning (1931) sowie R. Muir, C. H. Browning und S. P. Bedson (1931).

2. Die Zerlegung des Komplementes in Mittelstück und Endstück.

In der Tat nahm die Untersuchung der Komplementfunktion bald nach den Publikationen von Gay eine Wendung, welche eine teilweise Annäherung an die Auffassung Ehrlichs bedeutete. *Es gelang A. Ferrata (1907), den substantiellen Träger der Komplementfunktion durch Dialyse gegen fließendes Wasser in zwei Komponenten zu zerlegen.* Bei dieser Prozedur fielen aus dem Serum die wasserunlöslichen Globuline aus und der Rest der Serumproteine, welcher die wasserlöslichen Globuline und die Gesamtmasse des Albumins umfaßte, verblieb in der über dem Niederschlag stehenden Flüssigkeit. Weder das Globulinpräzipitat (das in $0,85\%$ NaCl wieder gelöst werden konnte) noch die überstehende Flüssigkeit vermochten antikörperbeladene Erythrocyten zu lösen; aber die Kombination beider hatte diese Wirkung, sie verhielt sich also wie das Komplement des Ausgangsserums. Die beiden Fraktionen waren voneinander abhängig, und zwar in dem Sinne, daß die durch Antikörper sensibilisierten Blutkörperchen zuerst mit der „Globulinfraktion" (wie man den durch Dialyse erzeugten Niederschlag kurz bezeichnen kann) in Kontakt gebracht werden mußten, bevor die zweite Komponente (die „Albuminfraktion") wirksam werden konnte. Man nahm daher an, daß der mit den Globulinen ausfallende Teil des Komplementes die Verbindung zwischen der sensibilisierten Zelle und dem zweiten lösenden Teil vermittelt, und E. Brand (1907), der diese Beziehung festgestellt hatte, schlug daher die Benennung *„Mittelstück"* für die erste und *„Endstück"* für die zweite Komponente des Komplementes vor, Ausdrücke, die sich erhalten haben. Wie man ohne weiteres erkennt, mehrfache Anklänge an die Vorstellungen von Ehrlich, vor allem insoferne, als ja eine Dissoziation der „haptophoren" und der „ergophoren (toxophoren)" Eigenschaften des Komplementes erreicht wurde, und die vermittelnde Rolle des Mittelstückes an das Bild des Amboceptors erinnert; nur verhalten sich Mittel- und Endstück zueinander nicht als

Antagonisten, wie das aus der Hypothese der Komplementoidverstopfung hervorgehen würde, sondern als Synergisten.

Die Spaltung des Komplementes in Mittel- und Endstück konnte, wie zu erwarten war, nicht nur durch Dialyse, sondern auch durch andere Methoden bewerkstelligt werden, welche eine Fällung der wasserunlöslichen Globuline des Serums bewirkten, so durch schwaches Ansäuren mit niedrigen Salzsäurekonzentrationen [H. SACHS und K. ALTMANN (1917)], durch Einleiten von gasförmiger Kohlensäure in das mit der 4—9fachen Menge destillierten Wassers verdünnte komplementhaltige Serum [H. LIEFMANN (1909)] oder auch durch einfaches Verdünnen von frischem Meerschweinchenserum mit der zehnfachen Menge eisgekühlten destillierten Wassers [H. BRAUN (1911)]. Interessant ist die Tatsache, daß auch die Filtration durch Hartkerzen eine Trennung ermöglicht. Damit hängt es offenbar zusammen, daß Stauungsödeme, wie man sie beim Kaninchen durch leichte Umschnürung der Basis eines Ohres durch einen Kautschukring hervorrufen kann, nur das Endstück, aber nicht das Mittelstück enthalten [T. KEMP (1927)]; die Filtration durch die Kapillarwände hat eben die gleiche Wirkung wie die Passage durch die Poren der Laboratoriumsfilter. Die von E. BRAND, R. HECKER sowie von BRONFENBRENNER und NOGUCHI vertretene Ansicht, daß das Komplement im frischen Serum als einheitliche Substanz vorhanden sei und daß die Aufspaltung in Teilstücke als präparatives Artefakt zu gelten habe, läßt sich auf Grund dieser Beobachtungen nicht aufrechterhalten; es ist unwahrscheinlich, daß ein rein mechanischer Eingriff die festgestellte Wirkung hat (s. S. 60).

Die beiden als Mittel- und Endstück bezeichneten Fraktionen sind thermolabil und können aus verschiedenen frischen Blutsera, welche Komplement enthalten (auch aus den Seris von Kaltblütern), dargestellt werden. Sie sind nicht artspezifisch in dem Sinne, daß beispielsweise ein Endstück aus Meerschweinchenserum nur durch ein Mittelstück derselben Herkunft zum Vollkomplement ergänzt werden kann; vielmehr läßt sich das Meerschweinchenendstück auch durch Mittelstücke aus Ochsen-, Pferde- oder Kaninchenserum in wirksame Verbindung mit sensibilisierten Blutkörperchen oder Bakterien setzen. Doch sind solche Vertauschungen nicht unbegrenzt durchführbar. Die Spaltungen in Mittel- und Endstücke und ihre Wiedervereinigung durch bloßes Vermischen gelingen nicht mit allen vorgeschlagenen Methoden mit derselben Regelmäßigkeit; vielmehr hat man eine, je nach der angewendeten Technik variable Quote von Mißerfolgen zu verzeichnen, deren Ursache nicht immer mit Sicherheit eruiert werden kann. Auf das äußerst umfangreiche Schrifttum einzugehen, hat wenig Zweck; bis zum Jahre 1929 gibt der Handbuchartikel von H. SACHS genügende Auskunft.

3. Die thermostabilen Faktoren der Komplementfunktion.

Dagegen müssen hier die prinzipiell wichtigen Untersuchungen erwähnt werden, aus welchen hervorgeht, daß die Komplementwirkung nicht bloß an das Mittel- und Endstück oder, präziser ausgedrückt, an die thermolabilen (inaktivierbaren) Bestandteile dieser beiden Fraktionen gebunden ist, sondern auch an zwei thermostabile (gegen die halbstündige Erwärmung auf 55° C resistente) Faktoren, die man als *dritte und vierte Komponente* bezeichnet.

α) *Die dritte Komponente.*

Die Existenz der dritten Komponente kann durch Reagenzglasversuche nachgewiesen werden. Behandelt man frisches Meerschweinchenserum mit Kobragift, so wird seine Komplementfunktion ausgelöscht, obwohl Mittel- und Endstück erhalten bleiben [H. Sachs und L. Omorokow (1911)]; die Komplementwirkung wird aber regeneriert, wenn man zu dem durch Kobragift inaktivierten Serum durch Erhitzen inaktiviertes Serum zusetzt, in welchem End- oder Mittelstück in Anbetracht ihrer Thermolabilität nicht in funktionsfähigem Zustand vorhanden sein können [H. Ritz (1912)]. Schweineserum ist besonders reich an dieser (von H. Ritz so genannten) dritten Komponente, so daß schon minimale Mengen (weniger als 0,0001 ccm) genügen, um ein Serum, in dem sie fehlt, zu aktivieren [W. Jonas (1913)]. Der überzeugendste Beweis für die Realität der dritten Komponente wurde jedenfalls durch die Untersuchungen an komplementfreien Meerschweinchenrassen erbracht, welche auf S. 4 ff. eingehend besprochen wurden. Daraus scheint hervorzugehen, daß der Träger der Wirkung dieser Komponente eine besondere Substanz ist. Bei der Aufspaltung des Komplementes in Mittel- und Endstück verteilt sie sich auf die beiden Serumfraktionen, so daß ein Serum, welchem nur die dritte Komponente fehlt, sowohl durch den Zusatz von Mittel- wie von Endstück (bzw. der mit diesen Namen bezeichneten Serumfraktionen) aktiviert werden kann; aber die Verteilung ist nicht gleichmäßig, vielmehr scheint die Hauptmasse der dritten Komponente mit dem Mittelstück assoziiert zu sein, woraus man auf ihren globulinartigen Charakter schließen könnte [H. R. Whitehead, J. Gordon und A. Wormall (1925)]. Sonst ist nicht viel über ihre Beschaffenheit bekannt. Es konnte allerdings festgestellt werden, daß die dritte Komponente dem Serum durch Adsorption an bestimmte Mikroorganismen entzogen werden kann, z. B. an Serratia marcescens (B. prodigiosus) nach H. Ritz und H. Sachs (1917) sowie S. Kondo (1922), an Staphylokokken [Ritz und Sachs, E. M. Dunlop (1928)], an Eberthella typhi und Escherichia coli (E. M. Dunlop), besonders aber an Hefe [A. F. Coca (1914), Whitehead, Gordon und Wormall]. Ferner wiesen E. E. Ecker und P. GROSS (1929) nach, daß Heparin die dritte Komponente in vitro funktionsunfähig macht und daß dieser Effekt nicht mit der gerinnungshemmenden Wirkung des Heparins zusammenhängen kann, da er in vivo nicht zu beobachten ist und durch Zusatz von $CaCl_2$ nicht paralysiert wird. Aber diese und viele andere Ergebnisse serologischer Detailforschung gaben kein klares Bild von der chemischen Natur und vom Wirkungsmechanismus dieses Komplementstückes.

β) *Die vierte Komponente.*

Die Reaktion, mit Hilfe welcher *die vierte Komponente* entdeckt wurde, besteht in der Inaktivierung komplementhaltigen Serums durch eine nicht zu intensive Behandlung mit NH_3 und in der Reaktivierung durch ein mit Hefe adsorbiertes Serum. Da die Hefe die dritte Komponente entfernt (s. oben), kann die Reaktivierung nicht auf dem Ersatz und die Inaktivierung nicht auf der Zerstörung dieses Faktors beruhen, sondern es mußte eine weitere (die vierte) Komponente angenommen werden [J. GORDON, H. R. WHITEHEAD und A. WORMALL (1926 a)]. Daß die Reaktivierung auch mit einem Serum möglich war, das man 30 Minuten auf 55^0 C erhitzt hatte, bewies, daß diese vierte Komponente ebenso wie die dritte thermostabil ist. Im Gegensatze zur dritten ist sie aber nicht mit dem Mittelstück, sondern mit dem Endstück assoziiert, also mit der sogenannten „Albuminfraktion", die aber, wie schon an anderer Stelle (s. S. 9) betont wurde, nicht nur die Albumine, sondern auch die wasserlöslichen Globuline (Pseudoglobuline) des Serums enthält. Die vierte Komponente kann außer durch NH_3 auch durch eine Reihe anderer Stoffe inaktiviert bzw. zerstört werden, so durch Äther oder $CHCl_3$ (T. TODA und B. MITSUSE, Y. TAKANO), durch verschiedene Schlangengifte [O. G. BIER (1932) TODA und MITSUSE (1933), Y. TAKANO (1936)], und durch längeres Stehenlassen mit Ammonsulfat [H. TOKUNAGA (1929 a, 1929 b)], wahrscheinlich infolge der Abspaltung von Ammoniak.

J. GORDON, WHITEHEAD und WORMALL (1926 a) suchten das Wesen der NH_3-Wirkung zu ergründen und stellten fest, daß sich primäre Amine (Methylamin und Äthylamin) gegen die vierte Komponente wie NH_3 verhalten, während andere Aminoverbindungen unwirksam sind, wie Glycin, Alanin und Harnstoff. Dieselben Autoren (1926 b) kamen später auf das Thema zurück und fanden in weiteren Untersuchungen, daß Calzium an der Reaktion der vierten Komponente mit der NH_2-Gruppe beteiligt sein müsse, möglicherweise in der Art, daß Calzium, wenn es auch mit der vierten Komponente nicht direkt identifiziert werden kann, doch einen wesentlichen Bestandteil derselben bildet, der durch Überführung in ein Calzium-Ammoniumdoppelsalz außer Aktion gesetzt wird. An diesem Punkte setzten L. PILLEMER, J. SEIFTER und E. E. ECKER

(1941 a) ein. Die systematische Prüfung einer größeren Zahl von Aminoverbindungen ergab, daß nur Verbindungen mit einer freien NH_2 — Gruppe, welche mit Aldehyden kräftig reagiert, die vierte Komponente inaktivieren, und daß sie diese Wirkung durch die Reaktion mit Aldehyden einbüßen (Unwirksamkeit von Methenamin $= (CH_2)_6 — N$). Daher vermochten Methylamin und Äthylamin zu inaktivieren und Hydrazin $(H_2N — NH_2)$, welches zwei NH_2 — Gruppen hat, wirkte doppelt so stark; dagegen waren Di- und Trimethyl- sowie Di- und Tri-Äthylamine und Tetramethylammoniumhydroxyd unwirksam. Die Einführung polarer Gruppen in das Molekül (Harnstoff, Acetamid, Glycin, Hydroxylamin usw.), welche den Aminoverbindungen potentiell saure oder Redoxeigenschaften verleiht, haben den Verlust der inaktivierenden Fähigkeit zur Folge; Blockierung der polaren Gruppe stellt sie wieder her wie das beim α-Methyl-Hydroxylamin der Fall ist. Diese Ergebnisse, die hier nicht mit allen Einzelheiten wiedergegeben werden können, führten schließlich zu der Hypothese, daß die sogenannte vierte Komponente ein Kohlehydrat ist, welches eine Carbonylgruppe enthält, und daß die NH_2 — Gruppe an dieser Carbonylgruppe angreift und dieselbe in eine minder aktive Struktur überführt.

Dieses Kohlehydrat soll jedoch nicht frei, sondern an das Pseudoglobulin[1] des Serums gebunden sein und im Verein mit Calcium [GORDON, WHITEHEAD und WORMALL (1926 b), L. PILLEMER, J. SEIFTER und E. E. ECKER (1941 a)] einen Calziumkohlehydratpseudoglobulinkomplex[1] bilden, der mit dem Endstück identisch wäre. Gestützt wurde diese Annahme 1. durch die Tatsache, daß mit NH_3 behandeltes und so seiner vierten Komponente beraubtes Serum dieselbe serologische Spezifität aufweist wie normales Serum [J. GORDON und P. G. MARSHALL (1929)], konform der Angabe von M. HEIDELBERGER (1938), daß die Spezifität der Serumproteine durch die an sie gebundenen Kohlehydrate nicht beeinflußt wird; 2. durch den von E. E. ECKER, PILLEMER, JONES und SEIFTER (1940) geführten Nachweis, daß die lytische Wirkung, welche allgemein dem Endstück zugeschrieben wird, zur Gänze in den Globulinen des Serums lokalisiert ist und mit den Albuminen, entgegen früheren Ansichten, nichts zu schaffen hat; 3. durch die Feststellung, daß die Funktion der vierten Komponente nicht durch die Lipoide des Serums bedingt ist [PILLEMER, SEIFTER und ECKER [1941 a]]; 4. durch die Untersuchungen von GORDON, WHITEHEAD und WORMALL (1926 b), aus welchen hervorgeht, daß an der lytischen Komplementwirkung außer der durch Aminoverbindungen angreifbaren vierten Komponente auch ein

---

[1] Diese Aussage wurde aber bald von PILLEMER, ECKER, ONCLEY und E. J. COHN (1941) auf Grund von Untersuchungen der gereinigten Komponenten des Komplementes dahin abgeändert, daß es sich nicht um das Pseudoglobulin, sondern um ein in CO_2 unlösliches Euglobulin handelt, welches mit dem Kohlehydrat zu einem Mucoeuglobulin verbunden ist. Über die Bedeutung des Ca kamen PILLEMER und ECKER (1941 a) schon vorher zu einer von GORDON und seinen Mitarbeitern abweichenden Ansicht (siehe Punkt 4 dieses Absatzes).

nichtdiffusibler Calziumfaktor Anteil hat. Doch besteht zwischen diesem gebundenen Calzium und der vierten Komponente wahrscheinlich kein direkter Zusammenhang, da man bis zu 98,5% des Ca durch Bleiphosphat entfernen kann, ohne die vierte Komponente zu reduzieren; nur wenn der Entzug des Ca mit beträchtlichen Zerstörungen des Endstückes einhergeht, konstatiert man die Inaktivierung der vierten Komponente [L. PILLEMER und E. E. ECKER (1941 a)].

Wie zugegeben wird, sind in diese Hypothese einige unbewiesene Elemente eingebaut, und die Zusage, daß Experimente mit „gereinigtem" Komplement zwecks weiterer Aufklärung ausgeführt werden sollen, ist erst später (s. S. 16) eingehalten worden. Die Problemstellung war aber entschieden als Fortschritt zu bewerten. Die Aufspaltung der Komplementfunktion in ein verbindendes Mittelstück und ein cytotoxisches (cytolytisches) Endstück war gewiß keine ideale Lösung, gab aber im Verein mit der Aussage, daß beide Partialfunktionen an verschiedene Serumproteine gebunden sind, immerhin eine klare Vorstellung, die auch den äußerlichen Vorzug der Analogie mit dem Zusammenwirken von Antikörper und Komplement zum cytotoxischen Effekt hatte. Als sich aber zum Mittel- und Endstück als notwendige Faktoren noch zwei thermostabile Komponenten hinzugesellten und schließlich in die Kette der Bedingungen noch das Calzium eingegliedert wurde [GORDON, WHITEHEAD und WORMALL (1926 b)], erlahmte sogar das geübte Kombinationsvermögen der serologischen Spezialisten. Sehr deutlich kommt diese Ratlosigkeit in dem bereits zitierten Handbuchartikel von H. SACHS zum Ausdruck, wo festgestellt wurde, daß man über das Zusammenwirken der einzelnen Teilstücke des Komplementes keine Aussage machen könne, daß es „nicht angängig erscheinen dürfte, in den Teilkomponenten des Komplementes bestimmte Stoffe zu suchen", daß alles darauf hindeute, daß die Wirksamkeit der Fraktionen mehr durch ihre physikochemische Beschaffenheit, als durch ihre chemische Konstitution bedingt sei" und daß daher eine kolloidchemische Betrachtungsweise als der Weg zu betrachten sei, der das Verständnis der Komplementwirkung anbahnen kann.

Demgegenüber bedeuten die Arbeiten von J. GORDON und seinen Mitarbeitern sowie die Untersuchungen der amerikanischen Autoren einen Fortschritt, einmal, weil sie als Träger des Endstückes und der vierten Komponente *ein gemeinsames Protein* annehmen, das mit einer doppelten Funktion ausgestattet ist, dann aber auch, weil sie auf eine chemische Identifizierung der einzelnen Teilstücke des Komplementes ausgehen (zunächst bei der vierten Komponente) und sich damit von der Notwendigkeit emanzipieren, bei jeder sich ergebenden Unklarheit grundsätzlich zu einer nichtssagenden kolloidchemischen Phraseologie (Störung des Gleichgewichtes der Gesamtheit der Serumstoffe, Labilität der Globuline usw.) Zuflucht nehmen zu müssen. Dementsprechend wurde auch der nihilistische Standpunkt, den H. SACHS in der Frage des Zusammenwirkens der Komplementkomponenten bei Antigen-Antikörperreaktionen vertrat (s. oben), aufgegeben und durch eine positiv eingestellte Analyse vorteilhaft ersetzt.

IV. Die Rolle der Komponenten des Komplementes bei der Bindung an spezifische Antigen-Antikörperkomplexe.

Diesem Problem widmeten L. PILLEMER, S. SEIFTER und E. E. ECKER (1942) eine sorgfältige, mit quantitativer Methodik ausgeführte Studie. Es ergaben sich recht komplizierte Verhältnisse, was a priori zu erwarten war, wenn man bedenkt, daß mindestens 6 Komponenten (das Antigen, das antikörperhaltige Serum und die 4 Partialfunktionen des Komplementes) an solchen Reaktionen beteiligt sind, und daß nicht bloß die absoluten Eigenschaften, sondern auch die wechselseitigen Beziehungen und die relativen Mengen der einzelnen Faktoren das Reaktionsgeschehen beeinflussen können. Die genannten Autoren haben ihre Befunde in mehrere Schlußsätze zusammengefaßt. Bevor der Inhalt derselben kurz wiedergegeben wird, seien einige Vorbemerkungen eingeschaltet, die zum Teil auch eine Ergänzung der im vorausgehenden Abschnitt angeführten Daten darstellen.

1. Neue Bezeichnungen der Komponenten; chemische und physikalische Eigenschaften derselben im isolierten Zustande.

Zunächst über die neue, von M. HEIDELBERGER (1941) [siehe auch HEIDELBERGER, WEIL und TREFFERS (1941)] sowie von L. PILLEMER und E. E. ECKER (1941 b) vorgeschlagene symbolische Bezeichnung der 4 Komponenten des Komplementes, welche zweifellos zweckmäßiger ist als die bisher verwendeten Namen, welche zum Teil auch unbewiesene Annahmen präjudizieren („Mittelstück", „Endstück"). Die neuen Symbole sind $C'1$, $C'2$, $C'3$ und $C'4$ und entsprechen den Ausdrücken Mittelstück, Endstück, dritte und vierte Komponente der alten Terminologie, *aber mit teilweise geändertem Inhalt.* Es war nämlich PILLEMER, ECKER, ONCLEY und COHN (1941) gelungen, 3 von den 4 Komponenten des Komplementes in weitgehend gereinigtem Zustande zu isolieren, nämlich das Mittelstück, das Endstück und die vierte Komponente; die dritte Komponente hat nach Untersuchungen von PILLEMER und ECKER (1941 a) wahrscheinlich den Charakter eines Phospholipoides. Auf Grund dieser und schon an anderer Stelle zitierter früherer Untersuchungen der amerikanischen Autoren resultiert nunmehr nachstehende Liste:

Tabelle der Komponenten des Komplementes.

C' 1 (früher Mittelstück)	ein in CO_2 unlösliches Euglobulin mit bestimmter elektrophoretischer Wanderungsgeschwindigkeit und bestimmter Sedimentierungskonstante[1], dessen Anteil an den Gesamtproteinen des Serums 0,6% beträgt.
C' 2 (früher Endstück) und C' 4 (früher vierte Komponente)	sind im Serum als ein Mucoeuglobulin vorhanden[3], welches sich als elektrophoretisch einheitlich erweist und hinsichtlich seiner physikalischen Eigenschaften[2] dem α-Globulin von TISELIUS entspricht. Es enthält 10,3% Kohlehydrat und scheint der Träger von zwei Funktionen zu sein, nämlich von
C' 2 (des Endstückes),	welches durch Erwärmen des Mucoeuglobulins auf 50° C durch 30 Minuten zerstört wird und, für sich betrachtet, als die CO_2-lösliche Globulinfraktion des Komplementes definiert werden kann, und
C' 4 (früher vierte Komponente),	welches relativ thermostabil und wahrscheinlich in dem Kohlehydrat des Mucoeuglobulins enthalten ist (s. S. 13).
C' 3 (früher die dritte Komponente)	Wahrscheinlich ein Phospholipoid oder eine nahestehende Verbindung.

2. Untersuchungen über die Bindung der einzelnen Komplementfaktoren an Antigen-Antikörperkomplexe.

Als Antigen-Antikörperkomplex benutzten PILLEMER, SEIFTER und ECKER (1942) hauptsächlich ein Reaktionsprodukt aus dem spezifischen Polysaccharid des Pneumococcus Typ III und dem zugehörigen Immunserum vom Kaninchen, als Komplement frisches Meerschweinchenserum oder aus diesem hergestellte Präparate, in welchen bestimmte Komponenten ausgeschaltet waren. Um aber auch den Einfluß der verschiedenen Beschaffenheit des Antigens festzustellen, wurden auch andere Antigen-Antikörpersysteme geprüft, so Menschenserum + Antiserum vom Kaninchen, Tabakmosaikvirus + Antiserum vom Kaninchen und Hämo-

[1] Elektrophoretische Wanderungsgeschwindigkeit von C' 1 in einer Phosphatpufferlösung von der Ionenstärke 0,2 bei einem p_H von 7,7 $= 2,9 \times \times 10^{-5}$; Sedimentierungskonstante $= 6,4 \times 10^{-13}$ in Kaliumchlorid von der Ionenstärke 0,2; isoelektrischer Punkt circa 5,2—5,4; Gehalt an Kohlehydrat $= 2,7\%$.

[2] Elektrophoretische Wanderungsgeschwindigkeit, unter denselben Bedingungen wie bei C' 1 geprüft $= 4,2 \times 10^{-5}$; isoelektrischer Punkt circa 6,3—6,4; Gehalt an Kohlehydrat $= 10,3\%$.

[3] Das Mucoeuglobulin macht 0,18% der Gesamtproteine des Serums aus, so daß sich für C' 1 + C' 2 + C' 4 ein Anteil von nur 0,78% an dem Gesamtprotein frischen Meerschweinchenserums ergeben würde. Doch umfaßt dieser Wert nur die Ausbeute an den gereinigten Endprodukten.

cyanin + Antiserum vom Kaninchen; es zeigte sich aber, daß die Natur und die Molekulargröße die Bindung der Komponenten des Komplementes nicht beeinflußte, wenigstens nicht in qualitativer Beziehung.

Hier die wichtigsten Schlüsse, die sich aus diesen Versuchen ergaben:

1. $C'4$ wird durch Immunpräzipitate ausnahmslos und unter günstigen Bedingungen rasch und bis zu 100% adsorbiert oder inaktiviert, muß also zu den verbindenden (vermittelnden) Komponenten des Komplementes gezählt werden. Doch ist die Bindung von $C'4$ abhängig von den thermolabilen Faktoren des Serums, da sie unterbleibt, wenn man $C'1$ und $C'2$ durch Erwärmen des Serums (auf 56^0 C durch 30 bis 50 Minuten) ausschaltet.

2. $C'2$ wird zusammen mit $C'4$ und wie dieses unter optimalen Bedingungen komplett oder nahezu vollständig gebunden.

3. Das Mittelstück bzw. $C'1$, dem man früher die Rolle des Bindegliedes ausschließlich zuerkennen wollte, wird von Immunpräzipitaten in variabler Menge ($50{-}70\%$) je nach den besonderen Versuchsbedingungen gebunden.

4. $C'3$ wird von Immunpräzipitaten gar nicht oder nur in sehr geringem Ausmaße (bis zu 25%) adsorbiert, doch ist seine Gegenwart notwendig für den Fall, daß sich an die Komplementbindung eine cytotoxische Auswirkung (Hämolyse, bakterizider Effekt) anschließen soll. In diesem Fall müssen sich zuerst $C'4 + C'2$ und variable Mengen von $C'1$ an dem Antigen-Antikörperkomplex fixieren, bevor die sekundäre Folge, die Zellschädigung, einsetzen kann, die dann von der Funktion des ungebundenen $C'3$ und der Natur des verwendeten Substrates bestimmt wird.

5. Erhitzt man $C'1$ (Mittelstück) durch 45 Minuten auf 56^0 C, so kann es sich mit Antigen-Antikörperkomplexen verbinden und verhindert dann die Adsorption der Komplementkomponenten, die in einem normalen komplementhaltigen Serum vorhanden sind (Rehabilitierung der „Komplementoidverstopfung" von P. Ehrlich und H. Sachs, s. S. 8 f.).

6. Als optimale Bedingungen für die Komplementbindung sind anzusehen a) eine Temperatur von 22^0 C; b) ein p_H von $7{,}0{-}7{,}2$; c) ein geringer Antikörperüberschuß.

7. Es konnten Unterschiede zwischen der Komplementbindung an spezifische Antigen-Antikörperkomplexe und der Adsorption an anorganische Adsorbentien oder an normale (nicht mit Immunserum vorbehandelte) Bakterien festgestellt werden. So werden an spezifische Komplexe $C'4$, $C'2$ und variable Mengen von $C'1$ gebunden (siehe sub 1—3), während bei der unspezifischen Adsorption $C'4 + C'2$ frei bleiben und nur die anderen Komponenten fixiert werden. Umgekehrt beteiligt sich $C'3$ an der spezifischen Reaktion, soweit die primäre

Bindung in Betracht kommt, wenig oder gar nicht (siehe sub 4), während diese Komponente durch unspezifische Sorbentien total inaktiviert oder gebunden wird. Es scheint daher, daß C′ 4 an der spezifischen Komplementbindung direkt und essentiell beteiligt ist.

Eine weitere Differenz ist quantitativer Natur. Große Mengen Komplement werden durch sehr kleine Quanten spezifischer Präzipitate fixiert, während sich bei der unspezifischen Adsorption diese Beziehung ins Gegenteil verkehrt, indem für die Bindung kleiner Komplementmengen große Quanten Adsorbens erforderlich sind. Offenbar besitzen die Faktoren C′ 4, C′ 2 und C′ 1 eine ausgesprochene chemische Affinität zu den Oberflächen spezifischer Immunaggregate.

Nicht alle der hier aufgezählten Feststellungen und Folgerungen werden in der zitierten Publikation von PILLEMER, SEIFTER und ECKER (1942) experimentell begründet. Zum Teil verweisen die Autoren auf frühere Ergebnisse ihrer Komplementstudien, welche, soweit sie allgemeines Interesse haben, bereits erwähnt wurden, zum Teile auf noch unveröffentlichte Arbeiten, welche erst später im Druck erschienen. Von diesen soll zunächst die Publikation von L. PILLEMER, S. SEIFTER, FEY CHU und E. E. ECKER (1942) behandelt werden, weil sie sich mit dem *Mechanismus der Immunhämolyse* ausführlicher beschäftigt, ein Thema, das in Punkt 4 der obigen Schlußfolgerungen nur summarisch erledigt werden konnte.

3. Die Beteiligung der Komponenten des Komplementes an der Immunhämolyse.

PILLEMER und seine Mitarbeiter stellten zunächst fest, daß ein vom Kaninchen gewonnenes Antiserum gegen Hammelerythrocyten für sich allein nicht imstande ist, irgendeine Komponente des Komplementes zu binden bzw. zu inaktivieren. Erst wenn das Antiserum an die Erythrocyten verankert ist, entstehen — sei es an den Antikörpermolekülen selbst, sei es an den Antikörperzellaggregaten — Oberflächenveränderungen, welche eine gesteigerte Affinität für C′ 4, C′ 2 und C′ 1 bedingen und so die Fixierung dieser 3 Komponenten ermöglichen.

Dabei stellte es sich heraus, *daß C′ 1 zwar von sensibilisierten Hammelerythrocyten auch in Abwesenheit von C′ 4 gebunden wird, daß es aber nicht genügt, um eine Hämolyse zu ermöglichen, sondern daß gleichzeitig C′ 4 mitgebunden werden muß.* Die isolierte Komponente C′ 4 wurde in Abwesenheit von C′ 1 nicht gebunden. Mit C′ 4 wird auch C′ 2 von den sensibilisierten Erythrocyten fixiert (s. S. 17, Punkt 2).

Wird einem komplementhaltigen Meerschweinchenserum C′ 3 durch Adsorption an das unlösliche Kohlehydrat der Hefezellen entzogen, so werden die in demselben verbleibenden restlichen 3 Komponenten an sensibilisierte Erythrocyten vollständig gebunden wie aus einem unbehandelten Serum. *Daraus erhellt, daß C′3 für die Verankerung von C′4, C′2 und C′1 nicht notwendig ist.* Es ließ sich aber auch zeigen, daß C′3, wie dies schon lange vorher von P. NATHAN (1913) behauptet worden war, an dem Bindungsprozeß gar nicht teilnimmt, auch wenn es vorhanden ist. Dies konnte durch eine technische Vervollkommnung des bekannten Kältetrennungsversuches von P. EHRLICH und J. MORGENROTH bewiesen werden. Bisher hatte man, um Komplementbindung und Hämolyse zu dissoziieren, die sensibilisierten Erythrocyten meist nur durch einige Sekunden mit Vollkomplement in Kontakt gelassen, in der Befürchtung, daß sonst eine vorzeitig einsetzende Lyse den Vorgang der Bindung überdecken könnte. PILLEMER, SEIFTER und ECKER (1942) hatten sich aber überzeugt, daß man die Kontaktdauer bei + 1° C auf volle 60 Minuten ausdehnen kann und daß während dieser Zeit eine fast vollständige Verankerung von C′2 + C′4 und eine partielle Bindung von C′1 erfolgt in nahezu gleichem Ausmaße wie bei Zimmertemperatur; werden aber solche mit allen verankerungsfähigen Komponenten beladene Blutkörperchen abzentrifugiert und in NaCl-Lösung wieder aufgeschwemmt, so erfolgt nach einer 30 Minuten langen Inkubation bei 37° C nur eine ganz unbedeutende Hämolyse und auch die Hinzufügung eines C′3-freien Serums vermag daran nichts zu ändern. Aus diesen und anderen, in gleicher Richtung orientierten Versuchen wurde gefolgert, *daß C′3, obzwar es nicht von sensibilisierten (mit Antikörper beladenen) Erythrocyten fixiert wird, sondern zunächst frei bleibt, doch für die Hämolyse notwendig ist, die allerdings erst stattfinden kann, nachdem die vorausgegangene Bindung von C′4 + C′2 und C′1 erfolgt ist.*

Zunächst eine Überraschung und auch scheinbar ein Widerspruch zu der Auffassung, daß das Endstück der Träger der lytischen Wirkung ist, ein Widerspruch auch zu der Angabe von ECKER, PILLEMER, JONES und SEIFTER (1940), daß das Komplement mit allen seinen Partialfunktionen in der Globulinfraktion der frischen Normalsera enthalten ist (s. S. 13). Dazu kommt, daß die dritte Komponente bei der Hämolyse nach älteren und neueren Angaben nicht verbraucht wird [P. NATHAN (1913), E. WEIL (1913), M. THORSCH (1914/15), K. DEISSLER (1932)], was ihre Rolle zweifellos noch rätselhafter erscheinen läßt, als wenn sie im Reaktionsgeschehen aufgehen würde. PILLEMER, SEIFTER, CHU und ECKER suchen gerade in diesem Umstande den Schlüssel des Verständnisses, indem sie annehmen, daß C′3 nicht lytisch wirkt, sondern bloß als Katalysator des eigentlichen Lösungsprozesses funktioniert. Diese Hypothese könnte insoferne als formale Lösung betrachtet werden, als sie den Nichtverbrauch von C′3 auf einen bekannten Begriff zurückführt und die alte Ansicht, daß die bindungsfähigen Komponenten des Komplementes auch für die Lyse verantwortlich sind, unangetastet bleibt. De facto handelt es sich aber nur um eine Verschiebung des Problems; denn man weiß nicht, ob dem Faktor C′ 3, der ein Phospholipoid sein soll, wirklich katalytische Fähigkeiten eigen sind, und kann vor allem auch keine Aussage über die Natur der Reaktion machen, welche durch C′ 3 katalysiert wird[1].

Mit den rein quantitativen Verhältnissen der Komplementbindung haben sich in der Zeit, in welcher die eben diskutierten Forschungsergebnisse veröffentlicht wurden, auch M. HEIDELBERGER (1941), HEIDELBERGER, H. A. WEIL und H. P. TREFFERS (1941), HEIDELBERGER, M. ROCHA E SILVA und M. MAYER (1941), HEIDELBERGER und M. MAYER (1942), HEIDELBERGER, BIER und MAYER (1942), A. HEGEDÜS und H. GREINER (1938), PILLEMER, CHU, SEIFTER und ECKER (1942) sowie O. BIER (1945) befaßt. Bekanntlich wird die Menge des bei einer serologischen Reaktion verwendeten „Komplementes“ volumetrisch angegeben, d. h. in Kubikzentimetern der als Komplement jeweils benutzten und entsprechend verdünnten Probe frischen Meerschweinchenserums. HEIDELBERGER wollte diese Methode durch ein exaktes Verfahren ersetzen[2], indem er von der Tatsache ausging,

[1] Der Auffassung, daß C′ 3 als Katalysator wirkt, haben sich auch N. KOSSOWITSCH, V. ILINE und G. COULON (1944) angeschlossen. Diese Autoren konnten C′ 3 außer durch Hefe auch durch Formol ausschalten und schreiben, da sich hiebei Differenzen ergaben, dieser Komponente einen inhomogenen Bau und eine dementsprechend kompliziertere Funktion zu. Ferner nehmen KOSSOWITSCH und seine Mitarbeiter wie schon V. TODA und B. MITSUSE (1933) eine fünfte Komponente des Meerschweinchenkomplementes (C′ 5) an, welche nach TODA und MITSUSE durch Behandlung des Serums mit Benzin inaktiviert wird. Die Hämolyse soll nur dann erfolgen, wenn sich C′ 1 + C′ 4 + C′ 5 + C′ 2 + C′ 3 in der angegebenen Reihenfolge an den Erythrocyten fixieren, resp. auf dieselben einwirken. In den gleichzeitig oder später erschienenen Arbeiten amerikanischer Komplementspezialisten ist stets nur von 4 Komponenten die Rede.

[2] F. HAUROWITZ (1939) hatte schon etwas früher versucht, die Menge des an spezifische Präzipitate (Ovalbumin oder ein arsenhaltiges Azoprotein als Antigene, Antisera vom Kaninchen als Antikörper) gebundenen Komplementes genauer, nämlich durch die Gewichtszunahme zu bestimmen. Das Resultat war *negativ*, d. h. das Gewicht der Präzipitate nahm durch die Fixierung des Komplementes überhaupt nicht zu, was auch unter der Voraussetzung unverständlich war, daß jedes Antikörpermolekül nur ein einziges Komplementmolekül bindet; da das Komplement nach der herrschenden Auffassung ein Globulin des Meerschweinchenserums ist, hätte man auch in diesem Falle eine erhebliche Zunahme des Präzipitatgewichtes erwarten dürfen. HAUROWITZ schloß daraus, „daß bei der Präzipitinreaktion nicht der gesamte hochmolekulare Komplementkomplex, sondern nur eine kleine aktive Gruppe des Komplementes an die Antigen-Antikörperverbindung gebunden wird“. Mit Rücksicht auf die Angaben von GOODNER und HORSFALL (siehe S. 21) sei bemerkt, daß HAUROWITZ die Antisera *nach* dem Zusatz von überschüssigem Komplement mit dem Antigen versetzte, so daß die Komplementbindung *vor* der Entstehung gröberer Präzipitate erfolgen konnte. Soweit dies mir bekannt ist, wurden die Angaben von HAUROWITZ keiner besonderen Nachprüfung unterzogen.

daß spezifische Präzipitate Komplement binden, und daß Antigen-Antikörperkomplexe, wie es ja die spezifischen Präzipitate sind, das sogenannte „Mittelstück" des Komplementes verankern (in der neuen Terminologie C′ 1), das schon längst als ein Euglobulin erkannt war (s. S. 9). Wenn man also spezifische Präzipitate einerseits in NaCl-Lösung oder in inaktiviertem Meerschweinchenserum, anderseits in aktivem (komplementhaltigem) Meerschweinchenserum unter sonst ganz gleichen Bedingungen entstehen läßt, so müßten die N-Werte im ersten Fall niedriger sein als im zweiten, in welchem sich zu dem N des spezifischen Niederschlages der N des gebundenen Komplementes hinzuaddiert. Das war nun tatsächlich der Fall. Die Differenz nannte HEIDELBERGER C′ 1 N, eine Bezeichnung, die aber nur dann zutreffen würde, wenn die Präzipitate nur C′ 1 binden könnten; nach den Untersuchungen von PILLEMER, SEIFTER und ECKER (1942, siehe Punkt 4 auf S. 17) fixieren aber Antigen-Antikörperkomplexe C′ 4 + C′ 2 und variable Mengen von C′ 1, so daß die Zunahme des N, welche man im Präzipitat bei Gegenwart von Komplement feststellt, kein exaktes Maß für die Komplementkomponente C′ 1 darstellen kann[1]. Die auf dieser Basis aufgebaute Methode der chemischen quantitativen Komplementbestimmung bezeichnet HEIDELBERGER selbst als viel zu mühsam, als daß sie sich in der Praxis einbürgern könnte. Was die theoretischen Resultate anlangt, konnte HEIDELBERGER errechnen, daß das sogenannte C′ 1 N im frischen Meerschweinchenserum 0,4—0,7% der Gesamtproteine des Serums entsprechen würde, eine Schätzung, welche mit den 0,6%, die PILLEMER, SEIFTER und ECKER für C′ 1 angeben, übereinstimmt, oder ihnen zumindest nicht widerspricht. Genau genommen kann man eigentlich nur sagen, daß sich von den Proteinen des frischen Meerschweinchenserums nur ein verschwindend kleiner Teil als Komplement betätigt.

Die neue Methode der Komplementbestimmung gab Anlaß, die quantitativen Bedingungen der Komplementbindung an spezifische Präzipitate *unter verschiedenen Bedingungen* zu untersuchen. Es stellte sich heraus, daß die gebundene Komplementmenge nach einstündigem Kontakt bei Zimmertemperatur ein Maximum erreicht, und daß der Wert für C′ 1 N gleichbleibt, wenn man das komplementhaltige Serum nachträglich zu den Präzipitaten hinzufügt oder wenn die Präzipitate direkt im komplementhaltigen Milieu entstehen; ferner sollen Präzipitate, welche einen Antikörper- oder einen Antigenüberschuß enthalten, gleichviel Komplement binden, d. h. die Bestimmung von C′ 1 N soll in beiden Fällen identische Resultate liefern. Alle diese Angaben (M. HEIDELBERGER, ROCHA E SILVA und M. MAYER), besonders aber die an zweiter und an dritter Stelle angeführten, stehen aber in offensichtlichem Widerspruch zu den Untersuchungsergebnissen von KENNETH GOODNER und F. L. HORSFALL jun. (1936).

GOODNER und HORSFALL stellten zunächst in Bestätigung älterer Beobachtungen von H. ZINSSER und J. T. PARKER fest, daß Präzipitate aus dem Kapselpolysaccharid von Pneumokokken und dem korrespondierenden Immunserum vom Pferde überhaupt kein Komplement binden, sondern

---

[1] In der Zunahme des N, welche man nach dem Zusatz von frischem Normalserum in spezifischen Präzipitaten feststellt, kommt nach PILLEMER, FEI CHU, SEIFTER und ECKER (1942) nur eine v a r i a b l e Menge des Gesamtkomplementes oder bestimmter Komponenten desselben zum Ausdruck. Man müßte daher die N-Bestimmung in solchen Präzipitaten durch die Untersuchung ergänzen, welcher Anteil jeder Komponente des Komplementes noch übrigbleibt, d. h. nicht an das Präzipitat gebunden wird.

daß die Komplementbindung nur eintritt, wenn das Antiserum vom Kaninchen stammt. Verwendet man aber ein Antiserum vom Kaninchen, so erwies sich die Fixierung des Komplementes als ein *Oberflächenphänomen;* setzte man nämlich das Komplement zu, bevor das Polysaccharid mit dem Immunserum vermischt wurde, so war die gebundene Komplementmenge mehrfach größer als wenn man zuerst das Antigen mit dem Antikörper reagieren ließ und das Komplement nach steigenden Zeitintervallen hinzufügte, weil sich die adsorbierende Fläche mit dem Größerwerden der Flocken naturgemäß erheblich verringerte. Wurde das Antigen und das Antiserum (vom Kaninchen) vermischt und das entstehende Präzipitat nach einstündigem Stehen bei 37° C abzentrifugiert, so vermochte dieses, auch wenn es vorher sorgfältig in NaCl-Lösung verteilt wurde, zugesetztes Komplement nicht zu fixieren; dieses ließ sich vielmehr in der über den Präzipitaten stehenden Flüssigkeit unvermindert nachweisen. Bringt man zu der Lösung des Polysaccharides gleichzeitig Antiserum vom Pferde und Antiserum vom Kaninchen, so wird das Komplement gebunden; das Antiserum vom Pferde vermag also die Antigenmoleküle nicht zu blockieren, außer wenn es in sehr großem Überschuß vorhanden ist. Setzt man zuerst das Antiserum vom Kaninchen und nach 30 Minuten jenes vom Pferde zu, so beobachtet man eine deutliche Hemmung der Komplementbindung, aber nur, wenn die Menge des Pferdeserums gleich oder größer ist als jene des Kaninchenserums; die Wirkung der Masse des Antikörpers kommt also in der Intensität der Komplementbindung zum Ausdruck.

HEIDELBERGER, ROCHA E SILVA und MAYER wollen den Gegensatz zwischen ihren Befunden und den eben zitierten Resultaten von GOODNER und HORSFALL durch das Zugeständnis erledigen, daß sich die Komplementbindung unter verschiedenen experimentellen Bedingungen verschieden verhalten kann. Dadurch ist jedoch der Sachverhalt nicht zutreffend gekennzeichnet; es handelt sich um prinzipielle Differenzen und nicht bloß um verschiedene Versuchsanordnungen; ohne eingehende Nachprüfung kann man sich kein Urteil über die Zuverlässigkeit der Angaben oder, ganz objektiv ausgedrückt, darüber bilden, warum die Komplementbindung in den Experimenten von HEIDELBERGER und seinen Mitarbeitern anders verlief als in den Versuchen von GOODNER und HORSFALL.

Schließlich versuchte M. HEIDELBERGER in Gemeinschaft mit A. J. WEIL und H. P. TREFFERS (1941), die von ihm vorgeschlagene Methode der quantitativen chemischen Komplementbestimmung zu einer genaueren Analyse der Immunitätsreaktionen heranzuziehen. Es wurde die Immunhämolyse roter Blutkörperchen durch einen Antikörper vom Kaninchen und Meerschweinchenkomplement untersucht. Das Antigen (die Hammelblutkörperchen) ließ sich nur durch die Zahl der im Reaktionsvolumen enthaltenen Zellen bestimmen; dagegen wurde das Komplement, d. h. der C' 1 N-Wert in Moleküle umgerechnet, wobei das Molekulargewicht von C' 1 auf Grund einer privaten Mitteilung von E. E. ECKER und L. PILLEMER mit 150000 angenommen wurde, und ebenso wurden die zur Reaktion notwendigen Antikörpermoleküle aus dem N-Wert des Hämolysins und dem Molekulargewicht des γ-Globulins vom Kaninchen (158000) der Zahl nach bestimmt. Auf diese Art war eine Aussage möglich, wieviel Antikörper- und wieviel Komplementmoleküle kooperieren müssen, um eine einzige rote Blutzelle zu lösen. Die erhaltenen Resultate konnten nach der Ansicht der Autoren mit der Theorie in Übereinstimmung gebracht werden, daß sich multivalente Antigene mit multivalenten Antikörpern zu einem Netzwerk verbinden, in welches sich, im Falle der Hämolyse oder einer Komplementbindung durch spezifische Präzipitate, die Komplementmoleküle einflechten, indem sie sich mit umgebenden Antikörpermolekülen des Netzes („vielleicht auch mit Antigenmolekülen") verbinden. Da die Autoren selbst die Ergebnisse ihrer komplizierten Versuche nicht als *Beweis* für die Gittertheorie („alternation hypothesis") betrachten, sondern nur als Wegweiser in einem Gebiet, welches durch die bisherigen Methoden nicht aufgeklärt werden konnte, bleibt es eben trotz allem experimentellen Bemühen und spekulativen Raffinement bei dem „Non liquet", wie es der Leser in dem Bande „Antikörper I" (S. 198) dargestellt findet. Auch W. C. BOYD kommt in seinen „Fundamentals of Immunology" (1943) nach sorgfältiger Abwägung aller Argumente, welche für und gegen die Gittertheorie sprechen, zu keiner Entscheidung.

Man darf sich fragen, ob dieser Arbeitsaufwand berechtigt war, ob dieses Streben nach Exaktheit, das sich auf Schritt und Tritt mit unsicheren Faktoren (hypothetischen Molekulargewichten, Gestalt der Antikörperund Komplementmoleküle, Berechnung des Eiweißes aus N-Werten, Art der gegenseitigen Verbindung der Reaktionskomponenten usw.) abfinden muß, die Hoffnungen überhaupt erfüllen kann, welche M. HEIDELBERGER und seine Mitarbeiter ihm zuschreiben möchten. Bisher hat es seine heuristische Bedeutung jedenfalls nicht erwiesen. Es ist auch gar nicht so wichtig, wieviel Antikörper und Komplement an ein rotes Blutkörperchen gebunden werden muß, damit es zum Austritt des Hämoglobins aus dem Stroma kommt; was in erster Linie zu wissen nötig wäre, ist die Antwort auf die Frage, *warum* die Zelle geschädigt wird, und diese Frage kann, das leuchtet wohl ein, auf rein quantitativem Wege nicht gelöst werden. Auf diesem Standpunkt sind schon die Protagonisten der Immunitätsforschung gestanden, und die folgenden Ausführungen sollen dartun, was sich zur Zeit über dieses Problem sagen läßt.

V. Die Lyse als fermentativer Abbau des Antigens.

Diese Idee stammt von P. EHRLICH, der sich vorstellte, daß das Komplement, wenn es durch Vermittlung des spezifischen Antikörpers an die antigenhaltige Zelle gebunden wird, eine Art verdauender Wirkung entfaltet; das kam auch in der Nomenklatur zum Ausdruck, da die „toxophore" Gruppe des Komplementes auch als *„zymotoxische"* Gruppe bezeichnet wurde. Das fermentescible Substrat müßte die Zelle sein, da sie es ist, welche die sichtbare oder auf andere Art nachweisbare Veränderung (Lyse, Abtötung von Bakterien) erleidet; und in der Zelle kamen als Angriffspunkt die Eiweißkörper in Betracht, da der cytotoxische Effekt an eine Antigen-Antikörperreaktion als Voraussetzung gebunden ist und die Immunitätsforschung lange Zeit hindurch nur den natürlichen Proteinen die Qualitäten eines Antigens zuschrieb. So mußte dieser Syllogismus schließlich dazu führen, das Komplement als *Protease* anzusehen.

Die Immuncytolyse blieb aber nicht das einzige Anwendungsgebiet der Lehre von der eiweißspaltenden Wirkung des Komplementes. Da man Tiere durch Eiweißkörper spezifisch präparieren und durch Reinjektion derselben Eiweißkörper schockartige Erscheinungen auslösen konnte, lag auch hier der Gedanke an eine rapide Aufspaltung des Antigens der Reinjektion nahe und wurde durch die Tatsache kraftvoll unterstützt, daß der fermentative Abbau von Proteinen toxische Produkte liefert, deren Wirkungen den durch wiederholte Eiweißinjektion erzeugten Symptomen weitgehend glichen. Dazu kam, daß E. FRIEDBERGER durch Digerierung von Immunpräzipitaten mit komplementhaltigem Serum Flüssigkeiten (Anaphylatoxine) erhielt, welche beim normalen Meerschweinchen, intravenös injiziert, das Syndrom des akuten anaphylaktischen Schocks hervorriefen. Auch die Serumreaktion von ABDERHALDEN konnte dieser Betrachtungsweise unterstellt werden.

Daß aber das Komplement auf die antikörperbeladenen Erythrocyten oder auf irgendwelche andere Produkte von Antigen-Antikörperreaktionen proteolytisch wirkt, konnte nie nachgewiesen werden. Alle dahin abzielenden Bemühungen ergaben, sofern nicht Versuchsfehler im Spiele waren, völlig negative Resultate. So zeigten H. LAMPL und K. LANDSTEINER (1917), daß spezifische Immunpräzipitate durch die Behandlung mit komplementhaltigem Serum keine nachweisbare Gewichtseinbuße erleiden. W. BACHMANN (1923, 1924) überzeugte sich zunächst, daß bei fermentativen, mit hydrolytischen Spaltungen einhergehenden Prozessen Zunahmen der optischen Dichte des Reaktionsgemisches eintreten, welche mit Hilfe des Zeißschen Flüssigkeitsinterferometers gemessen werden können; bei Immunitätsreaktionen, insbesondere auch bei jenen, in welchen das Komplement als essentieller Faktor fungierte, war das nie der Fall. Abgesehen von derartigen (sehr zahlreichen) negativen Feststellungen [J. W. JOBLING, A. A. EGGSTEIN und W. PETERSEN (1915), A. McNEIL und R. L. KAHN (1918), E. WOLLMANN und GRAVES (1923), H. DALE und KELLAWAY (1921) u. v. a.] trat eine prinzipiell entscheidende Wendung durch die Entdeckung ein, daß nichtproteide Substanzen als Antigene fungieren können, so die Polysaccharide der Bakterien bei der Bildung von komplementbindenden Immunpräzipitaten und bei der Auslösung des anaphylaktischen Schocks [J. TOMCSIK und T. J. KUROTCHKIN (1928), R. C. LANCEFIELD (1928)]. Auch die Hypothese, daß das Komplement zwar nicht proteolytisch, aber als Lipase (fettspaltend) wirke, konnte sich, obwohl zur Diskussion gestellt, wegen des Fehlens irgendwelcher zuverlässiger Beweise nicht behaupten.

Die Anhänger der Lehre von der Fermentnatur der Komplementwirkung hatten sich dem Zwang der gegen sie vorgebrachten Argumente keineswegs widerstandlos unterworfen. In ungezählten Arbeiten, die sogar zu monographischen Darstellungen des Komplementproblems Veranlassung gaben [J. KISS (1921), T. W. B. OSBORN (1937)], wurde die unhaltbar gewordene Position verteidigt, und selbst neuere Publikationen werfen immer wieder die Frage auf, ob nicht doch Hinweise vorhanden sind, welche für den enzymatischen Charakter der durch die vereinigte Aktion von Antikörper und Komplement hervorgerufenen Veränderungen des Antigens sprechen. So hebt T. W. Osborn (1937) hervor, daß solche Reaktionen — so wie fermentative Prozesse — hochspezifisch sind, daß das Komplement thermolabil ist und daß kleine Mengen desselben große Quanten des Substrates zu verändern vermögen, ferner daß die Reaktionsgeschwindigkeit der Hämolyse in Fällen, in welchen das Substrat die Menge des Komplementes weit überwiegt, durch die Konzentration der nichtgelösten Erythrocyten nicht beeinflußt wird. Pillemer, Seifter, Fey Chu und Ecker (1942), welche diese Ausführungen von Osborn zitieren, meinen, daß ihre eigenen Untersuchungen über die Komplementkomponenten C′ 1, C′ 2 und C′ 4 zwar nur wenig zu dem Pro und Contra der Fermenthypothese beigetragen hätten, daß aber die über C′ 3 ermittelten Tatsachen genügen dürften, um die Qualifikation dieses Faktors als Katalysator zu rechtfertigen, da er weder gebunden noch bei der Hämolyse verbraucht wird. J. Bordet betont in der zweiten Auflage seines „Traité de l'immunité" (1939), daß sich der Organismus oft zur Erreichung eines bestimmten Zweckes des Zusammenwirkens von zwei Substanzen bedient und führt als Beispiel die pankreatische Verdauung an; das im Pankreassaft enthaltene Proferment muß erst durch andere, im Darmsaft (Enterokinase) oder im Pankreassaft selbst enthaltene Stoffe zum aktiven Trypsin umgewandelt werden, um Eiweißkörper spalten zu können. Man könnte diesen Vorgang mit dem Kooperieren von Antikörper und Komplement bei der Hämolyse vergleichen; so wie sich die Enterokinase an jedem beliebigen Eiweißkörper fixiert und ihn der Einwirkung des Pankreassaftes zugänglich macht, würden auch die Antikörper die Erythrocyten sensibilisieren und in den Zustand versetzen, in dem sie dem schädigenden Einfluß des Komplementes unterworfen sind. Bordet unterstreicht aber die Tatsache, daß die Beziehungen zwischen Antikörper und Komplement in keiner Weise jenen entsprechen, welche das Verhältnis zwischen Enterokinase und Pankreassaft beherrschen; es bleibe eben als Bindeglied nicht mehr übrig als die Beteiligung von zwei Substanzen an *einem* Effekt, und diese Analogie berechtige nicht zu dem Schlusse, daß der Mechanismus aller derart kombinierten Prozesse gleich oder auch nur ähnlich sein müsse.

VI. Die Wirkung des Antikörpers auf antigenhaltige Zellen ohne Beteiligung des Komplementes.

1. Geißeltragende Bakterien.

Es muß aber jedem, der sich durch das Wirrsal aller dieser Diskussionen durchzuarbeiten versucht, auffallen, *wie einseitig man bei der Verteilung*

der Rollen zwischen Antikörper und Komplement vorgegangen ist: dem
Antikörper wurde, von P. EHRLICH angefangen bis auf die Gegenwart,
nur die Bedeutung eines Vermittlers zugeschrieben und für den zellschädigenden Effekt nur das Komplement verantwortlich gemacht.
Das ist indes offenbar nicht richtig, worauf R. DOERR (1929) wiederholt
aufmerksam gemacht hat. Bakterien werden, wenn sie beweglich sind,
durch komplementfreie Antisera gelähmt, weshalb R. PFEIFFER und
KOLLE für die Agglutinine die Bezeichnung „Paralysine" vorschlugen.
Da man später die mikroskopische Agglutination aus diagnostisch-
technischen Gründen durch das makroskopische Verfahren ersetzte
und zwecks Vermeidung von Laboratoriumsinfektionen abgetötete
Bakterien verwendete, geriet diese Beobachtung in Vergessenheit. Erst
die Notwendigkeit, den Gegensatz zwischen H- und O-Agglutination
aufzuklären, gab Veranlassung, auf das Phänomen der Immobilisierung
beweglicher Bakterien zurückzukommen. Es konnte elektronenoptisch
nachgewiesen werden, daß die Geißeln durch die Auflagerung von Immunglobulin dicker werden, wenn ein gegen das Geißelantigen gerichteter
Antikörper auf sie einwirkt [ST. MUDD und T. F. ANDERSON (1941)],
und die Untersuchung der Geißelagglutination von Typhusbazillen im
Dunkelfeld [A. PIJPER (1938)] erweckte ebenfalls den Eindruck, daß
die Geißeln durch Auflagerungen verdickt und steif werden und sich
infolgedessen ineinander verstricken. Es ist aber fraglich, ob hier nicht
Ursache und Folge miteinander verwechselt wurden, präziser ausgedrückt, ob nicht schon der erste Kontakt mit dem Antiserum die Geißeln
bzw. den ganzen Apparat, von welchem die Bewegungsfunktionen
beherrscht werden, lähmt, und die Auflagerung des Immunglobulins
nur aus dem Grunde erfolgen und fortschreiten kann, weil die Geißeln
bereits zur Ruhe gebracht sind.

2. Protozoen.

So wie bewegliche bzw. geißeltragende Bakterien verhalten sich
auch viele *bewegliche Protozoen*. Die Immunsera können durch Immunisierung von Kaninchen mit den Protisten gewonnen werden und erweisen
sich — von Verwandtschaftsreaktionen abgesehen — als spezifisch;
sie wirken auch nach halbstündiger Erwärmung auf 56° C, also nach
Ausschaltung des Komplementes [R. RÖSSLE (1905), M. MASUGI (1927/28),
M. ROBERTSON (1934), CH. TANZER (1941), J. A. HARRISON und E. H.
FOWLER (1945)]. Das auffallendste Symptom der Wirkung inaktivierter
Immunsera besteht in einer Immobilisierung der Protisten wie bei den
begeißelten Bakterien. Es ist aber auf Grund der fortlaufenden mikroskopischen Beobachtung evident, daß die Lähmung nicht auf einer
Verdickung der Cilien und Geißeln durch angesetztes Immunglobulin
beruhen kann, sondern auf eine unmittelbare Beeinflussung des neuro-

motorischen Apparates zurückgeführt werden muß, erstens, weil der Lähmung ein Stadium gesteigerter Bewegungsleistung vorangeht, das unter geeigneten Versuchsbedingungen deutlich zu sehen ist (R. Rössle), zweitens, weil die Bewegungen nach kürzerer oder längerer Zeit des Stillstandes wieder aufgenommen werden können (Ch. Tanzer). Ein rein mechanisches Hindernis ist auch aus dem Grunde nicht anzunehmen, weil eine mehr oder minder große Zahl der Geißeln in der Phase der Lähmung abgeworfen und nach eingetretener Erholung während der Dauer der mikroskopischen Beobachtung nicht wieder regeneriert wird, woraus man schließen darf, daß solche Teile des motorischen Apparates dauernd funktionslos werden bzw. vom motorisch-trophischen Zentrum aus absterben. Aber — und das ist eine Feststellung von grundsätzlicher Bedeutung — die irreversible Sistierung der Lebensfunktionen beschränkt sich keineswegs auf die motorische Sphäre der Protisten; *die Tiere sterben allmählich und die tötlichen Minimalkonzentrationen der inaktivierten Immunsera können auf 1:800 bis 1:3200 absinken* (M. Robertson).

Fügt man zu einem inaktivierten Immunserum frisches Meerschweinchenserum (Komplement) hinzu, so wird der letale Titer des Immunserums nicht erhöht, sondern es wird nur die Zeit verkürzt, bis alle Protisten des Reaktionsvolumens getötet sind. Dagegen bewirkt der Komplementzusatz die Lyse der Protozoen, wie dies M. Robertson an seinem Versuchsobjekt (der Flagellate Bodo caudatus) konstatierte. Robertson betont ausdrücklich, daß die letale Wirkung der inaktivierten Immunsera als Immunitätsreaktion aufgefaßt werden mußte, da ihr Titer unter verschiedenen Bedingungen konstant blieb und da normale Sera diese Fähigkeit nicht oder nur in geringem Grade besaßen (s. w. u.). Es verhalten sich nicht alle Protozoen in jeder Richtung ebenso wie Bodo caudatus. Doch ist diese Flagellate nicht das einzige Beispiel einer hohen Empfindlichkeit gegen spezifische Antikörper.

So konnten J. A. Harrison und E. H. Fowler (1945a) die Angaben von M. Robertson für Paramaecium aurelia bestätigen sowie in einer späteren Mitteilung [Harrison und Fowler (1945b)] für die holotriche Ciliate Tetrahymena. An Tetrahymena wurden nicht nur die von Robertson beobachteten Erscheinungen festgestellt, sondern es nahm nach längerer Einwirkung stärkerer Verdünnungen der Antisera die Zahl der in Teilung begriffenen Exemplare sehr stark zu (bis zu 80%); bei genügend lange fortgesetzter Beobachtung zeigte es sich, daß die Zweiteilungen häufig unvollendet blieben, ja daß mehrfache abortive Teilungsversuche aufeinanderfolgten, so daß multinukleäre Riesenzellen von ganz unregelmäßiger Gestalt entstanden. Kontrollen mit normalem Kaninchenserum und mit heterologen Antisera bewiesen, daß es sich um Auswirkungen einer spezifischen Antigen-Antikörperreaktion handeln müsse. Ferner immunisierten H. Noguchi (1926) sowie I. J. Klig-

LER (1925/26) Kaninchen durch intravenöse Injektion mit lebenden Kulturen von LEISMANIA und erhielten streng spezifische Antisera, welche die homologen Leismania-Spezies *ohne Zusatz von Komplement* zu lähmen, zu agglutinieren, abzutöten und durch Zerfall der Leibessubstanz auch in gewissem Sinne zu „lösen" vermochten.

Es ist allerdings richtig, daß auch frische Normalsera Störungen bei manchen Protisten, insbesondere Lähmungserscheinungen, hervorrufen [W. SCHUCKMANN (1920), M. ROBERTSON, M. E. ELMORE (1928), M. MASUGI, CH. TANZER]; es kann sogar auch zum Absterben und zur Lyse der Protozoen kommen. Aber der Titer ist niedrig; schon in Verdünnungen von 1 : 40 überlebt eine gewisse Quote der Exemplare. Werden solche Normalsera inaktiviert (durch Erhitzen auf 56° C), so erzeugen sie nur mehr eine Art Schock, kenntlich an einer Motilitätsstörung, die aber transitorisch ist und bald in Erholung übergeht. Ob die Wirkung der frischen Sera auf dem Zusammenwirken von thermolabilem Komplement und einem thermostabilen natürlichen Antikörper beruht, ist nicht entschieden. Gerade dieser Teil der cytotoxischen Immunitätsreaktionen tierischer Einzeller müßte erneut an verschiedenen Versuchsobjekten überprüft werden, auch im Hinblick auf die älteren und neueren Fraktionierungsmethoden des Komplementes.

VII. Die biologische Interpretation der durch die Wirkung von Antikörpern auf antigenhaltige Zellen verursachten Schädigungen. — Die Bedeutung der Cytolyse.

M. ROBERTSON suchte die Resultate seiner Versuche an Protisten mit den Beobachtungen über die Hämo- und Bakteriolyse soweit als möglich in Beziehung zu bringen. Zweifellos sind, wie ja auch aus den voranstehenden Angaben hervorgeht, solche Parallelismen vorhanden. Es ist aber a priori gewiß, daß in Anbetracht der großen Verschiedenheit der lebenden Versuchsobjekte auch Differenzen vorhanden sein müssen. Der Experimentator sieht bei der Hämolyse nur den Austritt des Hämoglobins aus der Gerüstsubstanz der Erythrocyten, bei den Bakterien, falls sie lebend und beweglich sind, die Immobilisierung sowie die Phänomene der H- und O-Agglutination, welche ohne Komplement zustande kommen, und im Falle der Mitwirkung des Komplementes das Absterben der Bakterienzellen, das je nach der Natur des Bakteriums mit einer Auflösung einhergehen (Vibrio cholerae) oder ohne Lyse erfolgen kann (Salmonella-Spezies), und bei den Protisten endlich ist selbst der Zelltod nicht an die Komplementbeihilfe gebunden, im salzarmen Medium nicht einmal die Lyse. *Man erkennt ohne weiteres, daß der Antikörper an und für sich die Zelle schädigt und daß es nur auf die Natur der Zelle, die Versuchsbedingungen und vor allem auf die Indikatoren der Zell-*

schädigung ankommt, ob die isolierte Wirkung des Antikörpers in Erscheinung tritt oder ob sie der Wahrnehmung des Experimentators entgeht. Dieser Satz ist selbstverständlich vom Mechanismus der Schädigung unabhängig. Es ist durchaus möglich, ja höchst wahrscheinlich, daß der Prozeß durch eine Auflagerung von Immunglobulin auf die Zelloberfläche eingeleitet wird, daß das Immunglobulin infolge des Kontaktes mit dem Antigen die Eigenschaften eines denaturierten Globulins annimmt und daß die Zellen sich dann wie Partikel von denaturiertem Protein verhalten und wie diese durch die Elektrolyte des Reaktionsvolumens ausgeflockt werden (Hypothese von G. S. SHIBLEY). Diese Erklärung paßt und genügt für die Agglutination, die bekanntlich auch mit abgetöteten Bakterien ausgeführt werden kann, und kann daher keinen Aufschluß über die Natur des cytotoxischen Effektes geben, der definitionsgemäß ein lebendes Objekt voraussetzt. Für die Agglutination ist auch der Antikörper nicht notwendig. Wenn man Erythrocytenaufschwemmungen mit Tannin versetzt, tritt die Agglutination der roten Blutzellen ebenfalls ein, wie L. REINER und seine Mitarbeiter annehmen aus dem Grunde, weil die polaren Gruppen des Tannins von den Kolloiden der Erythrocyten gebunden werden, während sich die apolaren (hydrophoben) Benzolgruppen dem Wasser zukehren; der Vorgang bestünde also in der Umwandlung lyophiler Teilchen in lyophobe, wie dies von G. S. SHIBLEY schon früher für die Immunagglutination auseinandergesetzt wurde.

Das vitale Phänomen ist jedoch der *Zelltod.* Nicht die Lyse! Es war schon lange bekannt, daß das Absterben der Bakterien infolge der Einwirkung von Antikörper und Komplement ohne Lyse erfolgen kann, ja, daß die Lyse eine Ausnahme darstellt. Auch bei den Protozoen sind Zelltod und Cytolyse insoferne voneinander unabhängig, als der Tod erfolgen kann, ohne daß sich die Auflösung innerhalb der Beobachtungsdauer anschließt (M. ROBERTSON).

Wenn nun der Antikörper den Tod der Zellen, oder wenigstens bestimmter Zellarten, ohne Mitwirkung des Komplementes herbeiführen kann, so ist es zwar via facti klar, daß er an sich zellschädigend wirkt; es bleibt aber die Frage unerledigt, wie das Komplement in jenen Kombinationen, in denen es für den letalen Effekt notwendig ist, die vorbereitende Schädigung durch den Antikörper bis zur Sistierung der Lebensfunktionen steigert. Diese Frage muß vorläufig unbeantwortet bleiben. Eine oberflächliche Betrachtung könnte freilich dazu verlocken, dem Komplement „lytische" Eigenschaften zuzuschreiben. Wenn man Blutkörperchen mit Tannin vorbehandelt, so werden sie befähigt, Komplement zu binden und lösen sich auf (L. REINER und Mitarbeiter). In dieser Versuchsanordnung ist der Antikörper durch ein unspezifisches

Agens ersetzt und die dem Komplement innewohnende Art der Zellschädigung könnte rein in Erscheinung treten; sie manifestiert sich als Hämolyse. De facto lösen sich aber die Erythrocyten nicht auf, sondern lassen nur das Hämoglobin austreten. Entscheidend ist die Tatsache, daß die meisten Bakterien, wenn sie mit dem spezifischen Antikörper beladen und dem Komplement ausgesetzt werden, absterben, *ohne sich zu lösen*. Und bei den von M. ROBERTSON untersuchten Flagellaten liegt die Sache so, daß der Antikörper allein die Zellen abtötet und daß das Komplement die letale Wirkung quantitativ nicht erhöht, sondern nur beschleunigt. Es ist daher nicht richtig, immer nur von der „lytischen" Wirkung des Komplementes zu sprechen, wie das z. B. in den Arbeiten von PILLEMER, ECKER und Mitarbeitern der Fall ist. Wodurch aber die Wirksamkeit des Systems Antikörper + Komplement die Leistung des Antikörpers (ohne Komplement) übertrifft, und warum diese Differenz bei verschiedenen Zellen in so hohem Grade verschieden ist, läßt sich auf Grund des vorliegenden Tatsachenmaterials nicht präzisieren.

Es wurde soeben als verfehlt bezeichnet, die Hämolyse oder richtiger den Austritt des Hämoglobins aus roten Blutzellen phänologisch und experimentell als die Schlüsselstellung des Komplementproblems zu betrachten. So sind aber die Untersuchungen orientiert, welche E. E. ECKER (siehe die zusammenfassende Darstellung in der Rev. d'Immunologie *4*, 1938) zu der Hypothese führten, daß das Komplement gewissen hydrolytischen Fermenten nahestehe, weil es wie diese oxydativen und reduzierenden Einflüssen unterworfen ist. Es konnte nämlich von E. E. ECKER, L. PILLEMER, E. W. MARTIENSEN und D. WERTHEIMER (1938) festgestellt werden, daß das „Komplement" durch gewisse oxydierende Agentien, wie durch Jod, O-haltiges Wasser, Durchlüftung oder durch Chinon inaktiviert wird und daß es durch reduzierende Eingriffe [H_2S, KCN, Vitamin C (l-Ascorbinsäure), Natriumhydrosulfit] reaktiviert werden kann. Geprüft wurde die Inaktivierung und Reaktivierung unter sorgfältiger Kontrolle aller benutzten Reagenzien, der Wasserstoffionenkonzentration, der Temperatur, der Reaktionsdauer usw., aber immer nur im hämolytischen Versuch. Aus den Befunden wurde gefolgert, daß das Komplement nur im reduzierten Zustande bzw. wenn es eine Sulfhydrylgruppe enthält, schematisch als Komplement — SH, aktiv sein könne, und daß die Inaktivierung durch Oxydation, falls sie reversibel sein soll, zu einer Form Komplement S — S — Komplement (einer cystinartigen Verbindung) führen müsse. Nach dieser Theorie sollte eine reversible Inaktivierung nicht nur durch Oxydation, sondern auch durch umkehrbare chemische Veränderungen der S-führenden Gruppe des Komplementes möglich sein; einige unter bestimmten Bedingungen erzielte Resultate schienen für die Richtigkeit dieser Ableitung zu sprechen.

Reversible Veränderungen, bei welchen gewisse Funktionen ausgelöscht und wieder regeneriert werden, sind besonders bei eiweißhaltigen Wirkstoffen keine Seltenheit. Es sei nur an die Erscheinung erinnert, daß manche bakterielle Toxine durch Einwirkung von Säuren ihre Giftigkeit einbüßen und daß die Toxizität durch Neutralisierung der Säure total oder partiell wiederhergestellt werden kann [R. Doerr (1907a, 1907b)], sowie an die klassischen Versuche von V. Gegenbauer (1922), der durch die Behandlung mit Sublimat die Vermehrungsfähigkeit von Staphylokokken in vitro und in vivo vollständig sistieren und durch Entgiftung mit H_2S oder mit Sulfiden wieder in Gang bringen konnte. Schon die Heterogenität dieser und zahlreicher analoger Beispiele lehrt, daß man aus der reversiblen Inaktivierung einer Substanz, wenn keine anderen entscheidenden Beweise zur Verfügung stehen, keinen Schluß auf ihre Natur und ihren Wirkungsmechanismus ableiten kann. Es ist übrigens bekannt, daß es auch irreversible Inaktivierungen des Komplementes gibt, und daß die Wiederherstellung der Komplementfunktion bei den reversiblen Prozessen mehr oder minder unvollständig sein kann, wofür man in den Experimenten von Ecker und Mitarbeitern hinreichende Belege findet; eine gut fundierte Hypothese müßte sich mit diesen Tatsachen abfinden und sollte sich nicht ausschließlich auf Ergebnisse stützen, welche zu ihren Gunsten sprechen.

VIII. Die cytotoxischen Phänomene als chemisch-physikalisch bedingte Prozesse.

Aber wie schon einmal hervorgehoben, treffen diese Einwände nicht den Kernpunkt der Sache. Die Hämolyse ist keine Fermentation. Das Hb zeigt keine Veränderung und die Stromata, die nach seinem Austritt zurückbleiben, sind nicht gelöst und auch nicht chemisch im Sinne eines Abbaues verändert. Was bei der Immunhämolyse vor sich geht, ist im Prinzip nichts anderes als das Herauswaschen des Hämoglobins mit destilliertem Wasser. Haben doch M. Heidelberger und H. P. Treffers (1942) gezeigt, daß Stromata von Hammelerythrocyten, aus welchen man durch destilliertes Wasser und mehrfaches Waschen das Hämoglobin und andere wasserlösliche Substanzen ausgelaugt hat, noch immer das sogenannte „Hämolysin" binden und daß sie, wenn sie mit dem Antikörper verbunden sind, Komplement verankern und zwar bis zu 80% ihres Eigengewichtes (wobei als Maß der Wert von $C'1N$ verwendet wurde). *Es ist somit klar, daß der Austritt des Hämoglobins aus den Erythrocyten die Antigene der Stromata nicht denaturiert, sondern ihre serologische Reaktionsfähigkeit mit Antikörper und Komplement intakt läßt.*

Wenn man sich nun auf den Standpunkt stellt, daß auch bei der

Immunhämolyse nur Hämoglobin aus den Erythrocyten austritt, und daß keine Anhaltspunkte für den enzymatischen Abbau des Antigens (der Erythrocyten) vorliegen, muß doch zugegeben werden, daß erstens zwischen dem Vorgang, welcher den Austritt des Hämoglobins beim Zusatz großer Mengen destillierten Wassers zu einer Erythrocytensuspension verursacht, und der Bindung von Antigen und Komplement an ursprünglich normale, in isotonischer NaCl-Lösung aufgeschwemmte rote Blutzellen keine nähere Beziehung zu bestehen scheint, und daß zweitens das Lackfarbigwerden des Blutes im hämolytischen Versuch nicht die einzige Wirkung ist, welche Antikörper oder Antikörper + Komplement an einer lebenden Zelle hervorzubringen vermögen, sondern daß man, wie schon ausführlicher auseinandergesetzt wurde, auch das Absterben oder die Auflösung der antigenhaltigen Zellen beobachtet.

Weder der erstgenannte noch der zweite Einwand bieten jedoch den Anlaß, sich nochmals in die Annahme zu flüchten, daß das Komplement, sei es an sich oder im Verein mit dem Antikörper, zu fermentativen Leistungen befähigt, daß es also selbst eine Art Ferment ist, für dessen reale Existenz vorderhand noch kein irgendwie überzeugender Beweis erbracht werden konnte. Es ist zweifellos rationaler, sich an gesicherte Forschungsresultate zu halten; und da stößt man tatsächlich auf eine ergiebige Erkenntnisquelle.

Cytotoxische Wirkungen der Invertseifen („Detergents") als Modelle cytotoxischer Immunitätsprozesse.

Im Jahre 1928 stellten M. HARTMANN und H. KÄGI durch Einwirkung höherer Fettsäuren auf aliphatische Diamine Verbindungen her, welche in stark saurer Lösung Seifencharakter besaßen, welchen die gewöhnlichen Seifen nur in neutraler oder alkalischer Lösung zeigen. Diese neuen Verbindungen wurden wegen dieses Verhaltens als *„saure Seifen"* bezeichnet, ein Ausdruck, der später von R. KUHN durch den Namen *„Invertseifen"* ersetzt wurde. R. DOERR untersuchte die Präparate und fand, daß sie auf Bakterien viel stärker entwicklungshemmend und abtötend wirken als Alkaliseifen (nicht publizierte, von M. HARTMANN und H. KÄGI summarisch zitierte Untersuchungen); auch erwiesen sich diese Invertseifen als kräftige Hämolytica.

Die Entdeckung von HARTMANN wurde zum Ausgangspunkt für die Synthese einer großen Zahl neuer Desinfektionsmittel, worüber zahlreiche Publikationen [G. DOMAGK (1935), O. WESTPHAL und D. JERCHEL (1942), R. KUHN und O. WESTPHAL (1940), W. BOSSHARDT (1944) u. a.] Auskunft geben. Uns interessieren aber hier nicht die chemischen Operationen, die bei der Synthese dieser Desinfektionsmittel zur Anwendung kamen, und auch nicht ihre praktische Bedeutung für die Seuchenabwehr, sondern ihre physiologischen Wirkungen auf Zellen und der Mechanismus dieser Wirkungen.

Eine klar abgefaßte · Abhandlung von R. Höber und Josephine Höber, welche auch das einschlägige Schrifttum bis zum März 1942 berücksichtigt, überhebt uns der Mühe, auf Einzelheiten einzugehen. Es sei nur bemerkt, daß diese Stoffe in der amerikanischen Literatur den Namen „Detergents" (wörtlich: Reinigungsmittel), offenbar wegen ihres seifenartigen Charakters und der dadurch bedingten Art ihrer Verwendung, führen.

Nach der Darstellung von R. und J. Höber sind diese Substanzen oberflächenaktive organische Elektrolyte, deren Moleküle aus zwei Komponenten zusammengesetzt sind, aus einer polarhydrophilen, welche die Neigung hat, Wassermoleküle zu binden, und einer nichtpolaren (hydrophoben oder organophilen), welché von der nichtwässerigen Phase angezogen wird. Das Resultat ist eine Orientierung der Moleküle an Grenzflächen, welche von der gegenseitigen Ausbalancierung der beiden entgegengesetzten Kräfte bestimmt wird. Überwiegt die hydrophobe Komponente, so wird ein Wasserfilm auf der nichtwässerigen Phase fixiert, und wenn es sich um Grenzflächen von Zellen gegen ihre Umgebung handelt, müssen die Zellen durch Wasseraufnahme schwellen und können sich lösen, wenn die durchfeuchtende Wirkung auf die kolloidalen oder micellaren Strukturen der Zelle übergreift. Proteinmoleküle können sich entfalten [M. L. Anson (1939), A. E. Mirsky (1938)], komplexe Proteine können zerlegt werden [M. L. Anson, Kuhn und Mitarbeiter (1940)] und das Ende ist die *Auflösung der Zelle.* Das cytolytische Vermögen der Substanzen wird nach R. und J. Höber dem Grade nach am besten bestimmt: a) durch den hämolytischen und b) durch den myolytischen Schwellenwert, d. h. durch die niedrigsten Konzentrationen, welche den Austritt von Hb aus Erythrocyten bewirken oder quergestreifte Muskeln schädigend beeinflussen. Es ergab sich, daß diese Schwellenwerte mit der (stalagmometrisch bestimmten) Oberflächenaktivität nicht nur parallel gehen, sondern merkwürdigerweise sogar zahlenmäßig übereinstimmen. An den Kupfferschen Sternzellen der Froschleber geprüft, vermochten die von R. und J. Höber untersuchten Stoffe (Alkylsulfonate, Alkylsulfosuccinate und Gallensalze) den Eintritt von Farbstoffen, z. B. von Trypanblau, aus einer Perfusionsflüssigkeit in das Zellplasma zu vermitteln, aber nur dann, wenn der Perfusionsflüssigkeit ein geringer Prozentsatz Serum zugesetzt wurde. Die Autoren führen diese Beobachtung auf die kombinierte Wirkung der Serumproteine und der „Detergents" zurück. Auf jeden Fall liegt hier wieder eine Beobachtung vor, aus welcher hervorgeht, daß ein Effekt nur durch das Kooperieren von zwei Faktoren erreicht wird (vgl. hierzu S. 25).

Die Wirkungsweise dieser oberflächenaktiven Stoffe lehrt vorerst, daß der Austritt von Hämoglobin aus roten Blutzellen nicht auf einem fermentativen Prozeß beruhen muß, sondern daß er durch intermolekulare Kräfte verursacht werden kann, welche an den Grenz lächen von Zellen gegen ihre flüssige Umgebung in Aktion treten. Was diesem Modell noch einen besonderen Wert verleiht, ist der Umstand, daß es alle Wirkungsqualitäten umspannt, die wir bei serologischen Reaktionen beobachten, wenn das Antigen oder die Antigene in das Gefüge lebender Zellen eingeordnet sind, den Austritt von Hämoglobin aus Erythrocyten, die völlige Auflösung der Zellen und das Absterben der Zellen ohne vorausgehende Lösung. Die Art der Wirkung hängt nicht nur von der chemischen Struktur des Stoffes und bei ein und demselben Stoff von seiner Konzentration ab, sondern auch von der Eigenart des Objektes, von der besonderen Beschaffenheit der angegriffenen Zelle. Welche Differenzen in dieser Hinsicht bestehen können, geht aus der von R. und J. Höber mikroskopisch festgestellten Tatsache hervor, daß die Kupfferschen Zellen der Leber Trypanblau aus einer Durchströmungsflüssigkeit nur aufnehmen können, wenn diese Serum enthält (s. S. 33); die sezernierenden Epithelien der Leber und die Zellen der Nierentubuli werden dagegen vom Farbstoff durchsetzt, welcher durch ihr Plasma ungehindert passiert, gleichgültig, ob Serum in der Flüssigkeit vorhanden ist, welche in den Kapillaren zirkuliert, oder nicht. Die gleiche Abhängigkeit vom Zelltypus beherrscht, wie schon ausführlicher erörtert wurde, die Phänomene der Immuncytolyse, ein Grund mehr, ihre Ursachen in Faktoren des gleichen Bereiches zu verlegen und zu versuchen, ob sich nicht auf dem Wege, auf den L. Pauling (1945) verwiesen, mehr erreichen läßt als durch das beständige, nicht durch neue Beweise gerechtfertigte Zurückgreifen auf die Fermenthypothese. In der Zusammenfassung des Kapitels über die Antikörper-Antigenreaktionen, dem W. C. Boyd in seinen „Fundamentals of Immunology" einen ungewöhnlich großen Umfang eingeräumt hat, begründet der Autor diese thematische Bevorzugung mit folgenden Worten: „The main reason, however, for the present exposition has been the hope that possibly through it other minds, coming to the problem with fewer prejudices and no preconceived notions, may hit upon the true solution which the rest of us have been unable to see". In diesem Satz steckt außer dem freimütigen Bekenntnis, daß die „wahre Lösung" noch nicht gefunden ist und daß sie vielleicht gar nicht im Bereich der zur Zeit diskutierten Möglichkeiten liegt, auch eine Kritik, welche andeutet, daß es ratsam wäre, an die gestellten Aufgaben mit geringerer Belastung durch „Vorurteile und vorgefaßte Meinungen" heranzutreten. Dem Bekenntnis wie der Kritik kann man sich ohne Vorbehalt anschließen, wie dies ja auch die vorliegende Darstellung zum Ausdruck bringt.

IX. Antikörper und Komplement bei der Neutralisierung virusartiger Infektionsstoffe.

Einer der wichtigsten Punkte der vorstehenden Auseinandersetzungen, der nicht durch Hypothesen beschwert ist, sondern sich auf die Feststellung von Tatsachen beschränkt, ist die Erkenntnis, daß die Wirkung der Fixierung von Antikörper und Komplement auf eine lebende Zelle von der Eigenart dieser Zelle abhängt. Die Virusarten verhalten sich in vielen Beziehungen genau so wie infektiöse Mikroorganismen, d. h. wie Zellen, welche sich in einem Wirte parasitisch vermehren und pathogen werden können [R. Doerr (1936, 1942, 1944)]. Manchen von ihnen, speziell den Elementarkörperchen der Variolavakzine hat man auf Grund elektronenoptischer Untersuchungen eine zellartige Organisation (Grenzmembran, Innenstruktur) zugeschrieben (R. H. Green, T. F. Anderson und J. F. Smadel); die meisten aber werden als Makromoleküle aufgefaßt, eine Vorstellung, welche zu der Alternative zwingt, entweder die Existenz lebender und autonom vermehrungsfähiger Moleküle anzuerkennen, oder den Viruselementen die Vermehrungsfähigkeit abzusprechen und die unleugbare Tatsache ihres Proliferierens in bestimmten Wirten durch verschiedene, stets gewagte und zum Teil auch widersinnige Annahmen zu erklären [R. Doerr (1938, 1944)]. Darüber kann aber nicht diskutiert werden, daß die Substanz der Viruselemente aus antigenem Eiweiß besteht, welches im Tierkörper die Bildung von spezifischen Antikörpern auslöst, welche von dem Virus, dem sie ihre Entstehung verdanken, gebunden werden und dasselbe neutralisieren, d. h. seiner Infektiosität berauben. Die Verankerung des Antikörpers führt nicht zu einer raschen Zerstörung des Virus, was daraus hervorgeht, daß sich das Virus durch verschiedene Eingriffe wieder vom Antikörper in wirksamer d. h. infektiöser Form ablösen läßt, wenn der Kontakt mit dem Antikörper nicht allzulange gedauert hat; später wird die Dissoziation von Virus und Antikörper unmöglich, die Inaktivierung ist irreversibel geworden (vgl. die Darstellung von C. Hallauer im Handbuch der Virusforschung, 1939).

Die Antikörper, welche Virusarten zu produzieren vermögen, können in vitro nicht nur das Virus neutralisieren, sondern auch die als Agglutination, Präzipitation und Komplementbindung bezeichneten serologischen Reaktionen geben. J. Craigie hat alle wissenswerten Daten in einem sorgfältig bearbeiteten Handbuchartikel zusammengestellt und ist auch auf die vielerörterte Frage eingegangen, ob die an diesen Reaktionen beteiligten Antikörper identisch oder verschieden sind. Seit der Publikation von Craigie (1939) hat sich in prinzipieller Hinsicht kaum etwas geändert; einzelne neuere Arbeiten, wie die Mitteilung von M. H. Salaman über antivakzinale Immunität, bringen wohl wichtige

3*

Beobachtungen, haben aber die Problematik nicht entscheidend beeinflußt.

In dem hier erörterten Zusammenhang interessiert eine Feststellung und eine Frage, die sich beide auf die Beteiligung des Komplementes an den serologischen Reaktionen der Virusarten beziehen. Es ist eine für zahlreiche Virusarten gesicherte Tatsache, daß Virus, wenn es sich mit spezifischem Antikörper beladet, „Komplement" zu binden vermag, d. h. die mit diesem Namen bezeichnete Wirkungsqualität von frischem Normalserum (meist frischem Meerschweinchenserum) aufhebt. Die Frage, die sich an diese Beobachtung knüpft, geht nun dahin, ob die Neutralisierung (Inaktivierung) des Virus durch den Antikörper (s. S. 35) an die Mitwirkung von Komplement gebunden ist. So formuliert, muß die Frage verneint werden. Das Komplement ist für die Neutralisierung des Virus in vitro nicht notwendig. Um aber die Neutralisierung konstatieren zu können, muß man das mit dem Antikörper versetzte Virus einem Tier injizieren, und es wäre daher möglich, daß der Organismus des Wirtes das für die Neutralisierung erforderliche Komplement beisteuert. C. Hallauer (l. c. S. 1151 f.) weist indes diesen Einwand als wenig wahrscheinlich zurück, einmal, weil nicht einzusehen wäre, warum das Komplement diese Wirkung nicht auch in vitro hat, und zweitens, weil es Versuchsanordnungen gibt, in welchen die Mitwirkung von Komplement ausgeschaltet ist und nur der Antikörper in Betracht kommen kann (Neutralisierung von phytopathogenem Virus oder von Bakteriophagen).

Es existieren indes einige ältere und neuere Angaben, aus denen hervorzugehen scheint, daß in manchen Fällen die neutralisierende Wirkung des Antikörpers durch Komplement verstärkt wird. So berichtete M. H. Gordon (1925) über ein von einem Kaninchen gewonnenes Serum gegen Vakzine, welches durch 30 Minuten langes Erhitzen auf 55° C inaktiviert (seiner neutralisierenden Wirkung beraubt) und durch Zusatz von Komplement wieder vollständig reaktiviert werden konnte. Nach J. H. Mueller (1931) kann der virulizide Effekt der gegen das Virus des Rous-Sarkoms gerichteten Antikörper durch einstündige Einwirkung von frischem Meerschweinchenserum bei 37° C verstärkt werden, während inaktiviertes Meerschweinchenserum wirkungslos ist. J. M. Morgan (1944, 1945) hatte beobachtet, daß Antisera, welche man von Kaninchen durch Immunisierung mit dem Virus der equinen Encephalomyelitis („western strain") gewinnt, durch die Aufbewahrung bei cirka 4° C ihre neutralisierende Wirksamkeit partiell einbüßen, durch Zusatz von Komplement aber wieder völlig regeneriert werden; ferner konnte sie den Antikörper aus den Immunsera als Pseudoglobulin aussalzen und den Effekt dieses Immunglobulins ebenfalls durch Komplement verstärken.

Daß die Anlagerung des Antikörpers für die Inaktivierung einer Virusart in der Regel genügt, und daß gelegentlich der Effekt durch Komplement gesteigert werden kann, bedeutet nur einen Widerspruch, wenn man von der a priori unwahrscheinlichen Voraussetzung ausgeht, daß die Auswirkung der „Immuncytolyse“ lediglich vom Antikörper und Komplement bestimmt wird und daß sie von der dritten Reaktionskomponente, nämlich von der Zelle oder, wie wir mit Rücksicht auf die divergierenden Ansichten über die Natur der Virusarten sagen müssen, von der Natur des infektiösen Elementes unabhängig ist. An einer Reihe von Beispielen wurde gezeigt (s. S. 25—30), daß diese Voraussetzung de facto unrichtig ist, und daß der Antikörper an sich oder in Kombination mit Komplement ganz verschiedene Veränderungen erzeugt, je nachdem das betroffene Substrat ein Erythrocyt, ein Choleravibrio, ein lebender und mit intaktem Geißelapparat versehener Typhusbazillus, ein unbegeißeltes Bakterium oder ein Protozoon ist. Gerade bei den Protozoen stößt man auf Verhältnisse, welche in wesentlichen Punkten (starke Wirksamkeit des Antikörpers ohne Komplement, Möglichkeit der Beschleunigung oder Steigerung des Antikörpereffektes durch Komplement) große Ähnlichkeit mit dem Verhalten der Virusarten in serologischen Reaktionen aufweisen. Gewiß sollen derartige Analogien nicht dazu verleiten, Schlüsse auf die Natur der Virusarten zu ziehen, sind aber anderseits geeignet, von gewagten Hypothesen über den Mechanismus der serologischen Virusinaktivierung abzuhalten. Was man bestimmt behaupten kann, ist bloß, daß sich die Antikörpermoleküle an die Viruselemente anheften und die Vermehrungsfähigkeit derselben (also ihre Infektiosität) zunächst temporär und schließlich dauernd aufheben [vgl. hierzu F. M. Burnet, Keogh und D. Lush (1937)]. Und das ist der springende Punkt, weil sich das Virus und der von ihm befallene bzw. immunisierte Organismus im Grunde ebenso verhalten, als wenn es sich um eine Infektion mit einem mikroskopisch sichtbaren Mikroben handeln würde, dem wir den funktionalen und morphologischen Charakter einer Zelle zusprechen müssen.

Anhang: Die Inaktivierung von Virusarten durch Invertseifen.

In diesem Konnex sei erwähnt, daß Virusarten auch durch Invertseifen („Detergents“, s. S. 32 f.) inaktiviert werden können. Die Wirkung erstreckt sich sowohl auf tierpathogene Virusarten [F. M. Burnet und D. Lush (1940), A. P. Krueger (1942), C. C. Stock und T. Francis jr. (1943), C. A. Knight und W. M. Stanley (1944), M. Klein und D. A. Stevens (1945)] als auch auf phytopathogene Arten, z. B. Tabakmosaikvirus [M. Sreenivasaya und N. W. Pirie (1938), F. C. Bawden und N. W. Pirie (1938)]. Die wirksamen Konzentrationen können sehr niedrig sein. Die Zahl dieser Präparate ist außerordentlich groß und ihre chemische Zusammensetzung sehr verschieden. Z. BAKER, R. W. HARRISON und B. F. MILLER (1941a, 1941b) haben eine Einteilung in drei Gruppen vorgeschlagen. Die erste, als Gruppe der Anionenverbindungen bezeichnet, soll jene Substanzen umfassen, welche bei der Ionisierung so zerlegt werden, daß der Träger der hydrophoben Wirkung im Anion lokalisiert ist, wie z. B. beim Natriumlaurylsulfat, welches in $(Na)^+$ und $(C_{12}H_{25}OSO_3)^-$ dissoziiert. In der zweiten Gruppe der Kationenverbindungen ist umgekehrt das Kation die hydrophobe Gruppe wie im Lauryl-Pyridiniumjodid

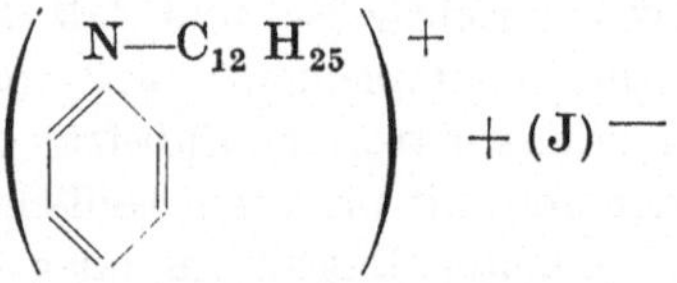

$$\left(\underset{\text{(Ring)}}{N\!-\!C_{12}H_{25}} \right)^+ + (J)^-$$

Die dritte Gruppe soll die nichtionisierten Verbindungen, wie die Polyglycerol-Ester enthalten. Nach den Angaben der zitierten Autoren soll diese Einteilung auch eine biologische Bedeutung haben, indem die Präparate der Kationengruppe sowohl auf grampositive wie auf gramnegative Bakterien abtötend einwirken, auf grampositive schon in Konzentrationen von 1:6000—1:30000 bei einer Einwirkungsdauer von 10 Minuten, auf gramnegative etwas schwächer, aber immerhin noch so, daß Verdünnungen von 1:30000 (derselben Substanz) zwar nicht das Absterben der Keime, wohl aber noch eine deutliche Hemmung des Stoffwechsels (der Respiration und der Säureproduktion) zur Folge haben. Die Verbindungen der Anionengruppe aber vermochten gramnegative Bakterien überhaupt nicht zu beeinflussen, sondern nur grampositive und auch in diesem Bereich war ihre Wirkung ganz erheblich schwächer als die der Kationenverbindungen, selbst bei den besten Präparaten.

M. KLEIN und D. A. STEVENS untersuchten nun die Wirkung solcher Seifen auf den bekannten Stamm PR8 des Influenza-A-Virus, den sie in der Allantoisflüssigkeit des bebrüteten Hühnereies gezüchtet hatten. Unter 20 geprüften Verbindungen fanden sich 7, welche das Influenzavirus noch in höheren Verdünnungen binnen 60 Sekunden komplett zu inaktivieren vermochten; 3 davon waren Kationen-, 4 Anionenverbindungen, aber die Wirkung der Anionenverbindungen entsprach der Größenordnung nach dem bakteriziden Effekt, den die gleichen Substanzen auf grampositive Bakterien haben. Bei einer konstant gehaltenen Einwirkungsdauer von 60 Sekunden belief sich die komplett inaktivierende Grenzkonzentration bei allen 4 Anionenverbindungen auf 1:500, bei den 3 Kationenverbindungen betrug sie 1:2000, war also viermal niedriger. Keine der in vitro als hochwirksam befundenen Substanzen vermochte übrigens, wenn sie intranasal eingeträufelt oder als Spray appliziert wurde, Mäuse gegen die intranasale Infektion mit Influenza-A-Virus zu schützen; nur ein spezifisches Immunserum bewährte sich in solchen Versuchsanordnungen als Prophylaktikum.

Auch in theoretischer Hinsicht haben die Beobachtungen von M. Klein und D. A. Stevens zunächst keine Bedeutung. Haben doch erst kürzlich A. K. Epstein, B. R. Harris und M. Katzman (1943) berichtet, daß die als Emulsole bezeichneten Präparate, wenn sie 12 bis 14 C-Atome in der Fettsäuregruppe enthalten, sehr stark bakterientötend wirken (auf Staphylococcus aureus in Konzentrationen von 1 : 3500 bis 1 : 55000), während sie Influenza-A-Virus entweder überhaupt nicht inaktivieren oder nur partiell und in sehr hohen Konzentrationen. Es ist klar, daß man unter solchen Umständen Bakterizidie und Virulicidie nicht in Beziehung setzen darf, sondern jedes der beiden Phänomene gesondert zu untersuchen hat, solange nicht tragfähigere Brücken zwischen ihnen die Anwendung gemeinsamer Betrachtung rechtfertigt, was derzeit nicht der Fall ist.

F. C. Bawden und N. W. Pirie (1938) unterscheiden zwei Typen der Virusinaktivierung. Die eine Art führt zu einem Verlust der Infektiosität ohne die optischen Eigenschaften oder die serologische Reaktivität zu ändern, während die andere das Protein denaturiert und dadurch gleichzeitig alle charakteristischen Merkmale des Virus zerstört. Die Versuche, durch Einwirkung bekannter chemischer Substanzen die materielle Grundlage der Vermehrungsfunktion der Virusarten zu ermitteln, haben, ohne das erhoffte Resultat zu geben, die von Bawden und Pirie vorgeschlagene Einteilung der virusinaktivierenden Eingriffe in zwei große Kategorien insoferne entwertet, als es sich herausstellte, daß auch noch andere Möglichkeiten existieren, indem chemische Veränderungen am Virus vorgenommen werden können, ohne daß die Infektiosität beeinträchtigt wird. Über diese Untersuchungen erstattete R. Doerr (1944, S. 27—35) einen ausführlicheren kritischen Bericht, dem kaum noch etwas hinzuzufügen wäre[1]. N. W. Pirie (1945) hat, diesen Fortschritten Rechnung tragend, sein ursprüngliches Schema

---

[1] Die Angabe von G. L. Miller und W. M. Stanley, daß man durch bestimmte chemische Prozeduren phytopathogene Virusarten derart modifizieren kann, daß sie für bestimmte Wirtspflanzen nicht mehr infektiös sind, während sie sich in anderen noch mit pathogener Auswirkung vermehren können, läßt nur erkennen, daß man sich nicht auf dem richtigen Wege befindet, wenn man die Virusarten lediglich als molekulardisperse chemische Verbindungen betrachtet und behandelt. Die Chemie gibt über das von Miller und Stanley beobachtete Phänomen keine Auskunft; wohl aber stößt man auf ungezählte Analogien, wenn man die virusbedingten Infektionen als Gast-Wirt-Beziehungen auffaßt [R. Doerr (1941a)] und sie dadurch ebenso wie die Infektionen mit lebenden Mikroben unter die Erscheinungsformen des Parasitismus einreiht.

der inaktivierenden Prozesse unter besonderer Berücksichtigung der chemischen Veränderungen entsprechend abgeändert.

In der zitierten Arbeit von BAWDEN und PIRIE wird ein Experiment beschrieben, daß zu den hier behandelten Fragen in engster Beziehung steht: die Inaktivierung des Kartoffelvirus X durch Natriumdodecylsulfat, eine Substanz, die nach dem Schema von Z. BAKER und Mitarbeitern in die Anionengruppe gehört. Eine Aufschwemmung von 10 mg des gereinigten Virus in 1 ccm Flüssigkeit wurde mit 0,33% Natriumdodecylsulfat versetzt und bei 38° C gehalten. Die Infektiosität (bestimmt durch die Zahl der auf Blättern erzeugten Läsionen) nahm rasch ab und war nach 300 Minuten auf Null gesunken. Das inaktivierte Virus zeigte keine Strömungsanisotropie; durch längeres Zentrifugieren konnten keine schweren Proteinmoleküle ausgeschleudert werden, doch ließ sich Eiweiß durch Säure oder Ammonsulfat ausfällen. Der Umstand, daß die Strömungsanisotropie im gleichen Tempo abnahm wie die Infektiosität, läßt vermuten, daß die Viruselemente morphologische Veränderungen erlitten (vielleicht im Sinne einer „Lyse") und daß die Inaktivierung nicht bloß durch eine Denaturierung des spezifischen Nucleoproteins verursacht wurde; die serologische Aktivität wurde allerdings im Laufe der Inaktivierung ebenfalls reduziert, war aber bei stark reduzierter Infektiosität noch in stärkeren Verdünnungen nachweisbar.

Mehr läßt sich über die Inaktivierung von Virusarten durch Invertseifen bzw. durch oberflächenaktive Stoffe auf Grund des vorliegenden Beobachtungsgutes nicht sagen. Es ist jedoch mit Bestimmtheit anzunehmen, daß sich verschiedene Virusarten gegen diese Stoffe verschieden verhalten, und daß vermutlich auch der Mechanismus der Inaktivierung. obwohl sie durch Kräfte gleicher Art vermittelt wird, doch in differenter Art verlaufen kann. Zu dieser Aussage berechtigt die Feststellung, daß dieselbe oberflächenaktive Substanz auf die Infektiosität verschiedener Virusarten in differenter Weise einwirkt, die Tatsache, daß die Virusarten eine in weiten Grenzen variable Widerstandsfähigkeit gegen Einflüsse aller Art aufweisen, und die Überlegung, daß oberflächenaktive Stoffe nicht nur verschiedene infektiöse Keime inaktivieren, sondern auch auf Proteine denaturierend wirken [M. L. ANSON (1939)], bakterielle Toxine entgiften [M. BAYLISS (1936)], die Wirksamkeit von Fermenten abschwächen oder aufheben [T. U. MARRON und F. B. MORELAND (1939)], kurz, Wirkstoffe von so vielseitiger biologischer Aktivität sind, daß von vorneherein die Möglichkeit zu mannigfachen Verflechtungen der verschiedenen Einzelprozesse gegeben ist. Ein gleichartiges Verhalten der Virusarten gegen oberflächenaktive Stoffe könnte man nur erwarten, wenn man diese infektiösen Agenzien als eine biologische Einheit sui generis auffaßt, eine Idee, welche durch die Tatsachenforschung ad absurdum geführt wurde [R. DOERR (1936, 1938, 1944)].

X. Die Komplemente verschiedener Tierarten.

1. Das Komplement im frischen menschlichen Normalserum. — „Spezifisch" inaktivierte Komplemente.

E. E. Ecker, L. Pillemer und S. Seifter (1943) stellten fest, daß im menschlichen Serum ebenso wie im Meerschweinchenserum ein Komplementsystem vorhanden ist, welches sich aus 4 Komponenten aufbaut, C′ 1, C′ 2, C′ 3 und C′ 4, welche den gleichbenannten Komponenten des Meerschweinchens ähnlich, aber mit denselben nicht völlig identisch sind. C′ 1 konnte aus menschlichem Komplement in hochgradig gereinigtem Zustande dargestellt werden; es erwies sich als ein Euglobulin, das (in Veronalpuffer mit der Ionenstärke 0,1 und dem p_H 7,8) eine elektrophoretische Wanderungsgeschwindigkeit von $2,9 \times 10^{-5}$ aufwies [Pillemer, Seifter, San Clemente und Ecker (1943)]. C′ 1 im Menschenserum konnte durch C′ 1 aus Rinder- oder Schafserum ersetzt werden; C′ 3 war aber die einzige Komponente, welche im menschlichen Komplementsystem und im System des Meerschweinchens gegenseitig substituiert werden konnte. Um zu diesen Aussagen zu gelangen, verwendeten Ecker, Pillemer und Seifter in teilweiser Anlehnung an frühere Fraktionierungsverfahren (vgl. hierzu S. 46) 4 Inaktivierungsmethoden, die so beschaffen waren, daß durch jede der 4 Methoden eine Komplementkomponente gänzlich ausgeschaltet wurde. Zunächst wurde gegen einen Phosphatpuffer vom p_H 5,4 und von der Ionenstärke 0,02 durch eine Cellophanmembran dialysiert, wobei eine Fällung eintrat; das Präzipitat entsprach der früheren Bezeichnung Mittelstück, die überstehende Flüssigkeit enthielt das Endstück und durch Rekombination beider konnte die volle Aktivität des Komplementes wiederhergestellt werden. Die überstehende Flüssigkeit war frei von C′ 1, das Präzipitat frei von C′ 2. Durch Behandlung mit Zymosan ließ sich C′ 3 und mittels NH_4OH C′ 4 eliminieren. Es ergaben sich so folgende 4 „*spezifisch inaktivierte*" Komplementpräparate:

Nr.	Darstellung	Gehalt an den 4 Komponenten			
		C′ 1	C′ 2	C′ 3	C′ 4
1.	Dialyse bei p_H = 5,4 (überstehende Flüssigkeit)	—	+ +	+	+
2.	Dialyse bei p_H = 5,4 (Präzipitat)	+ +	—	+	+
3.	Zymosan	+	+	—	+
4.	NH_4OH	+	+	+	—

Mit spezifischem Immunserum sensibilisierte Choleravibrionen wurden durch menschliches Komplement abgetötet; wurde aber eines der 4 spezifisch inaktivierten Komplemente verwendet, so blieb die bakterizide Wirkung aus [T. F. Dozois, Seifter und Ecker (1943)]. Doch können sensibilisierte Bakterien aus solchen inaktivierten Komplementen einzelne Komponenten fixieren und *diese Komponenten bleiben funktionsfähig*, da der bakterizide Effekt eintritt, wenn man die Bakterien wäscht, und jene Komplementfaktoren zusetzt, welche von den antikörperbeladenen Bakterien nicht oder nicht in hinreichender Menge verankert worden waren [T. F. Dozois, Seifter und Ecker (1944)]. Schließlich konnten Seifter, Dozois und Ecker (1944) auch die Komponente $C'2$ aus menschlichem Serum rein darstellen.

Das komplementhaltige Serum des Menschen kann durch Einfrierung und Aufbewahrung bei — 35⁰ C wenigstens ein Jahr lang konserviert werden, wobei der Aktivitätsverlust nur etwa ein Drittel des ursprünglichen Wertes beträgt. Isoliert man aus dem Serum die einzelnen Komponenten des Komplementsystems, so zeigt sich, daß $C'2$ am meisten gegen Temperaturen empfindlich ist, wobei aber auch die Wasserstoffionenkonzentration eine Rolle spielt; $C'4$ reagiert am stärksten auf Änderungen des p_H, $C'3$ und $C'4$ werden am intensivsten durch Stehenlassen (bei verschiedenen Temperaturen) und durch Verdünnen geschädigt. Im Vollserum ist aber $C'4$ gegen verschiedene Einflüsse durch derzeit noch unbekannte Faktoren geschützt [Seifter, Pillemer und Ecker (1943)].

Von besonderer Wichtigkeit ist es, daß die amerikanischen Autoren bei ihren ausgedehnten, sorgfältigen und zum Teil mit gereinigten Komplementfaktoren ausgeführten Untersuchungen zu der Überzeugung kamen, daß das hämolytische mit dem bakteriolytischen Komplement identisch sein müsse [Dozois, Seifter und Ecker (1943, 1944), Seifter, Dozois und Ecker (1944)]. Die Behauptung, daß sich das hämolytische Komplement vom bakteriolytischen unterscheidet, ist wohl als eine der schlimmsten Verirrungen jener Richtung zu bezeichnen, welche für jede Reaktionsform (Agglutination, Präzipitation, Komplementablenkung usf.) besondere Substanzen verantwortlich machte. Auf S. 21 wurden die Angaben von H. Zinsser und J. P. Parker sowie von K. Goodner und F. L. Horsfall erwähnt, denen zufolge Präzipitate aus dem Kapselpolysaccharid von Pneumokokken und dem korrespondierenden Immunserum vom Pferde überhaupt kein Komplement binden, während man positive Resultate bekommt, wenn man ein Immunserum vom Kaninchen verwendet. Das liegt natürlich nicht am Komplement, das in beiden Fällen von derselben Tierspezies (Meerschweinchen), ja vom gleichen Tiere stammen kann, sondern an der Verschiedenheit der Pneumokokkenantikörper; die Antikörper vom Pferde haben ein drei- bis viermal größeres Molekulargewicht als normales Pferdeserumglobulin, ihre Typenspezifität ist weniger scharf ausgeprägt, ihr Schutzwert im Mäuseversuch gering und sie vermögen Meerschweinchen nicht passiv gegen das spezifische Polysaccharid zu sensibilisieren, wogegen der Antikörper vom Kaninchen hinsichtlich seines Molekulargewichtes und seiner elektrophoretischen Wanderungsgeschwindigkeit dem normalen Kaninchenglobulin ähnlich und ausgeprägt typenspezifisch ist, einen hohen Schutzwert gegen die Infektion von Mäusen aufweist und Meerschweinchen passiv gegen das Polysaccharid der Pneumokokken sensibilisiert [O. T. AVERY und W. S. TILLETT (1929)]. Das Antikörpermolekül vom Menschen ist in seinen Dimensionen dem des normalen γ-Globulins des Menschen ähnlich [E. A. KABAT (1939)], steht aber in seiner serologischen Reaktivität dem Antikörper des Pferdes nahe. D. STATS, und J. G. M. BULLOWA (1942) prüften 8 Sera von Patienten, die eine mit Sulfonamiden behandelte Pneumonie überstanden hatten und bei denen der Typus der infizierenden Pneumokokken ermittelt worden war; der Antikörpergehalt der Sera dieser Rekonvaleszenten ließ sich durch Agglutination und Präzipitation, aber nicht durch die Komplementbindung mit dem spezifischen Polysaccharid feststellen.

Komplement und C-Vitamin. Für serologische Reaktionen, insbesondere für die Wassermannsche Reaktion, wird fast ausschließlich das frische Meerschweinchenserum verwendet. Die Meerschweinchen werden, namentlich im Winter, in den Stallungen der Laboratorien häufig unzweckmäßig ernährt und erkranken infolgedessen oft. Die Erfahrung, daß das Serum kranker Meerschweinchen zuweilen arm an Komplement ist, und die Tatsache, daß diese Tierspezies gegen einen ungenügenden Gehalt der Nahrung an C-Vitamin besonders empfindlich ist, hat wahrscheinlich Veranlassung gegeben, hier einen ursächlichen Zusammenhang anzunehmen. E. E. ECKER, L. PILLEMER, D. WERTHEIMER und H. GRADIS (1938) haben solche Angaben als Ausgangspunkt gewählt und mit ihren verbesserten Methoden genauer untersucht. Sie kamen zu dem Ergebnis, daß die Aktivität des Komplementes im Serum des Meerschweinchens in direkter Beziehung zu seinem Gehalt an Ascorbinsäure steht, wenigstens innerhalb eines begrenzten Konzentrationsbereiches (bis zu 1 mg auf 100 ccm Serum) und daß man eine geringe Komplementwirkung in vitro durch Zusatz von Ascorbinsäure soweit verbessern könne, bis die optimale Konzentration derselben erreicht ist. ECKER, PILLEMER, GRIFFITS und SCHWARTZ (1939) berichteten ferner, daß das Serum von zwei an Skorbut leidenden Menschen arm an Komplement war und daß auch bei diesen zwei Sera eine Aktivierung in vitro durch Zusatz von Ascorbinsäure erreicht wurde. Das führte ECKER und seine Mitarbeiter zu der auf S. 30 ausführlicher erwähnten Hypothese, daß das Komplement durch oxydierende Einflüsse inaktiviert und durch reduzierende Agenzien reaktiviert werden kann, was, auf die Wirkung der C-Avitaminose angewendet, bedeuten würde, daß das Komplement im Serum des an Ascorbinsäure verarmten Tieres oder

Menschen im oxydierten Zustande vorhanden sei und daß seine latente
Aktivität wieder in vivo oder in vitro zum Vorschein gebracht werden
könne, wenn man Ascorbinsäure zuführt bzw. zusetzt, da diese redu-
zierend wirkt.

Die experimentellen Grundlagen dieser Hypothese sowie die Beobachtungen von Meerschweinchen und Menschen, welche mit einer an
C-Vitamin armen Nahrung ernährt wurden, konnten jedoch nicht bestätigt werden. Nur F. Chu und B. F. Chow (1938) konnten beim
Menschen eine Beziehung zwischen der Zufuhr von C-Vitamin und
dem Komplementgehalt des Serums feststellen. Dagegen kamen C. Ardy
(1939) und R. Maccolini (1939) bei C-arm ernährten Meerschweinchen
und J. H. Crandon, C. C. Lund und D. B. Bill (1940) bei Menschen,
die an ausgeprägtem Skorbut litten, zu negativen Resultaten, indem
kein Absinken des Komplementtiters infolge der mangelhaften (an
Ascorbinsäure armen) Nahrung zu konstatieren war. Am ausführlichsten
haben sich W. W. Spink, S. Agnew und O. Mickelsen in drei auf-
einanderfolgenden Arbeiten (siehe auch unter S. Agnew und Mitarbeiter
sowie unter Spink, Agnew, Mickelsen und La Meta Dahl) mit dem
Thema befaßt (1942) und sind bei der Überprüfung der experimentellen
Resultate von Ecker und seinen Mitarbeitern zu gänzlich negativen
Ergebnissen gekommen.

So konnte der niedrige Komplementtiter beim Menschen durch
intravenöse Injektion von Ascorbinsäure nicht erhöht werden, der
ungenügende Gehalt des Futters an C-Vitamin hatte beim Meerschweinchen trotz der starken Senkung des C-Niveaus im Blute keinen Abfall
des Komplementtiters zur Folge, die Steigerung der Aktivität des Komplementes durch Zusatz von Ascorbinsäure in vitro war nicht möglich
und die Wiederholung der Versuche, das Komplement durch Oxydation
zu inaktivieren und durch Reduktion zu reaktivieren, führte nicht zu
überzeugenden Resultaten. Ebensowenig konnten die bakteriziden Titer
von menschlichem Vollblut oder Serum für Staphylokokken, Escherichia coli oder Eberthella typhi durch intravenöse Ascorbininjektionen
erhöht werden und eine komplette Oxydation der Ascorbinsäure durch
kleine Cu-Mengen vermochte die bakterizide Wirkung des normalen,
frischen Menschenserums nicht zu verringern.

Ein solcher Widerspruch auf der ganzen Linie ist denn doch auf-
fallend, auch wenn man die Fehlerquellen der Komplementtitrierung
und nicht erkannte antikomplementäre Faktoren berücksichtigt.
Bedenkt man, daß einige Komponenten der Komplementsysteme
Eiweißkörper sind und daß bei fehlerhafter Ernährung die Globulin-
produktion beeinträchtigt und die Proteinreserven des Organismus
erschöpft werden können, so erscheint es nicht ausgeschlossen, daß

der Mangel an Eiweiß oder auch nur an bestimmten lebenswichtigen Aminosäuren [W. C. Rose (1938)] zu einem Schwunde des Komplementes im Blutplasma führen kann, gerade so wie manche Autoren mit gleicher Begründung eine Gefahr für die Produktion von schützenden Antikörpern (Immunglobulinen) voraussehen, wenn die Ernährung des Menschen längere Zeit hindurch quantitativ und qualitativ insuffizient wird [siehe u. a. P. R. Cannon (1942)]. Es muß nicht gerade eine mehr oder minder hochgradige C-Avitaminose sein, welche hier den Ausschlag gibt; sie könnte sich aber beteiligen, wenn sie sich indirekt in einer Herabsetzung der Globulinerzeugung auswirkt. Stellt man nur auf das C-Vitamin in der Komplementfrage ab, so liegt die Versuchung nahe, Mensch und Meerschweinchen wegen ihrer Empfindlichkeit gegen C-Mangel auf eine Linie zu stellen, was auch tatsächlich geschehen ist. Die Komplemente des Meerschweinchens und des Menschen sind aber nur ähnlich und unterscheiden sich in einigen Beziehungen.

2. Die Komplementsysteme anderer Tierspezies. — Substituierbarkeit gleichbenannter Komplementfaktoren von verschiedener zoologischer Provenienz.

Schon in früherer Zeit hat man die frischen Normalsera verschiedener Tierarten miteinander hinsichtlich ihrer Fähigkeit verglichen, sensibilisierte (mit Antikörper[1] beladene) Erythrocyten in vitro zur „Auflösung" zu bringen, d. h. den Austritt des Hämoglobins aus der Gerüstsubstanz der Blutkörperchen zu bewirken. Es stellte sich heraus, daß bestimmte Serumarten, z. B. die Sera von Pferden oder Mäusen, nicht imstande sind, diese Wirkung hervorzubringen, daß sie sich also von den Sera des Meerschweinchens und des Menschen irgendwie unterscheiden müssen. Da es sich als möglich erwies, den an sich unwirksamen Sera durch Zusatz des aus Meerschweinchenserum abgesonderten Endstückes zu voller lytischer Aktivität zu verhelfen, schien der Schluß gerechtfertigt, daß die Sera vom Pferde und von der Maus kein Endstück, sondern nur das Mittelstück enthalten. In solchen Ergänzungsexperimenten [vgl. den Handbuchartikel von H. Sachs (1929)] lag der erste Ansatz zur Auflösung der komplettierenden Gesamtwirkung frischer Normalsera in ihre einzelnen Komponenten, oder, wie man das anders ausdrücken kann, zur Feststellung des Spektrums der verschiedenen Komplementsysteme.

Einen Fortschritt in dieser Richtung bedeuteten die Befunde von

---

[1] In der Regel handelte es sich um Antikörper („hämolytische Amboceptoren") vom Kaninchen, was für die Resultate solcher Versuche wichtig ist (s. S. 21).

W. Jonas (1913), denen zufolge der Gehalt an der dritten Komponente (s. S. 11) in den verschiedenen Serumarten stark variiert; im Pferdeserum war nur ein Minimum dieses Komplementfaktors nachzuweisen, während Schweineserum gerade an dieser Komponente sehr reich war. Den Umstand, daß beim Erhitzen der Sera die thermolabilen Komplementfaktoren ausgeschaltet werden, während die dritte und vierte Komponente erhalten bleiben, die sich durch die Einwirkung von Kobragift bzw. von Ammoniak differenzieren lassen, benutzte T. Misawa (1934), um den Gehalt verschiedener Sera an den thermostabilen Faktoren zu prüfen. Es wurde gefunden, daß Menschen- und Meerschweinchenkomplement durch einen besonders hohen Gehalt an der vierten Komponente ausgezeichnet sind, während in anderen Serumarten, z. B. im Schweineserum, die dritte über die vierte Komponente stark überwiegt (vgl. hierzu die obenzitierte Angabe von W. Jonas, welcher ebenfalls das Dominieren der dritten Komponente im Schweineserum hervorhebt). Einige der von Misawa veröffentlichten Daten wurden in der Folge von A. Hegedüs und H. Greiner (1938) richtiggestellt, welche sich nicht auf einzelne Komponenten beschränkten, sondern eine vollständige, auf quantitativer Technik beruhende Analyse der verschiedenen Komplementsysteme anstrebten.

Die Methode, welche Hegedüs und Greiner anwendeten, war die gleiche, wie sie später von amerikanischen Autoren [Ecker, Pillemer und Seifter (1943), Dozois, Seifter und Ecker (1944); vgl. hierzu S. 41] benutzt wurde: die Herstellung „spezifisch inaktivierter" Komplementderivate, welche als diagnostische Reagenzien auf das Vorhandensein oder Fehlen bestimmter Komplementfaktoren dienten. Die Bezeichnungen $C'1$, $C'2$, $C'3$ und $C'4$ datieren aus späterer Zeit (s. S. 15f.); die Autoren bedienten sich daher anderer Symbole, und zwar bedeutet A (Albumin) das Endstück, G („Globulin") das Mittelstück, die Ziffern 3 und 4 die dritte bzw. vierte Komponente. Das Meerschweinchenserum, das alle 4 Komponenten enthält, hat daher die Bruttoformel AG 3 4; die als Reagenzien verwendeten spezifisch inaktivierten Komplementderivate waren A 3 4 (als Reagens auf das Vorhandensein von G), G 3 4 (für A), A G 3 (für 4) und A G 4 (für 3). Wenn also beispielsweise Hammelserum an sich unwirksam war und auf Zusatz großer Mengen von G 3 4 oder A G 3 unwirksam blieb, dagegen nach Zusatz von A 3 4 noch in der Dosis von 0,000625 ccm und nach Zusatz von A G 4 in der Dosis von 0,5 ccm den vollen lytischen Effekt hatte, so bedeutet dies, daß im Hammelserum G reichlich, die dritte Komponente spärlich vorhanden sein muß, und daß sowohl A als die vierte Komponente gänzlich fehlen. Diese Versuche erlauben eine quantitative Interpretation, was sich am besten durch ein der Publikation von Hegedüs und Greiner entnommenes Beispiel erklären läßt, welches die Schemata der Abb. 2 erläutert.

Tabelle 1.

Es wurden zunächst 5 Verdünnungsreihen von frischem Hammelserum angelegt. Die erste erhielt keinen Zusatz, die zweite wurde mit A 3 4, die dritte mit G 3 4, die vierte mit A G 3 und die fünfte mit A G 4 (jeweils mit der gleichen, aber in großem Überschuß bemessenen Menge) versetzt. Sodann wurden sämtlichen Proben sensibilisierte Hammelblutkörperchen zugefügt und die Reaktionen nach halbstündigem Verweilen im Thermostaten abgelesen.

Mengen des (zu analysierenden) Hammelserums in ccm:	ohne Zusatz	A 3 4 (Reagens für G)	Zusatz von		A G 4 (Reagens für 3)
			G 3 4 (Reagens für A)	A G 3 (Reagens für 4)	
1,0	0	+ + + +	0	0	+ + + +
0,5	0	+ + + +	0	0	+ + + +
0,25	0	+ + + +	0	0	+
0,1	0	+ + + +	0	0	0
0,05	0	+ + + +	0	0	0
0,005	0	+ + + +	0	0	0
0,000625	0	+ + + +	0	0	0
0,0003125	0	0	0	0	0

Das Hammelserum enthielt also weder A noch die vierte Komponente, sondern nur G und die dritte Komponente (siehe oben). Die Mengen der vorhandenen Komponenten kann man nun entweder in den kleinsten noch wirksamen Dosen (also volumetrisch in Kubikzentimetern) oder in den reziproken Werten dieser Dosen ausdrücken; für das G (Mittelstück) des Hammelserums erhält man $\frac{1}{0,0006}$ oder rund 1600, für die

dritte Komponente $\frac{1}{0,5} = 2$.

Solche Analysen, für 10 verschiedene Serumarten graphisch zusammengestellt, gaben folgendes Bild.

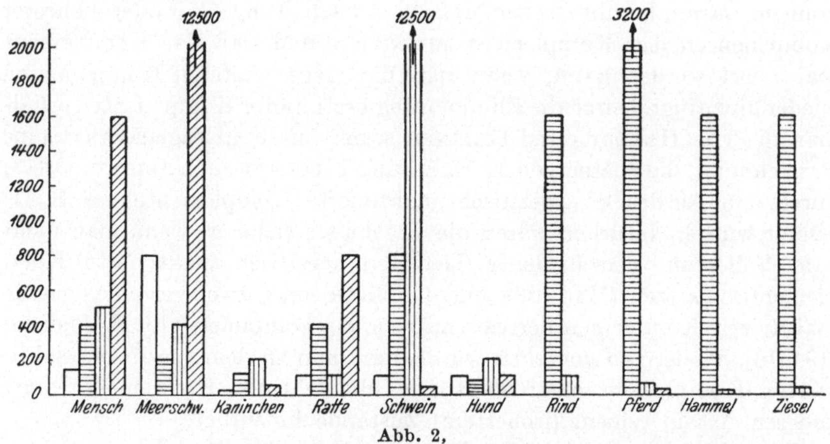

Abb. 2,

Komplementsysteme nach HEGEDÜS und GREINER. Legende: Die weißen Stäbe entsprechen dem Endstück, die horizontal schraffierten dem Mittelstück, die senkrecht schraffierten der dritten, und die schräg schraffierten der vierten Komponente.

Aus diesem graphischen Schema würden sich große Verschiedenheiten der Komplementsysteme verschiedener Warmblüterspezies ergeben. Gegen die Versuchstechnik von Hegedüs und Greiner wurden jedoch von verschiedenen Seiten Einwände erhoben, welche auch die Richtigkeit der aus den Experimenten abgeleiteten Schlüsse in Frage stellen [siehe J. E. Cushing jr. (1945 b)]. Hegedüs und Greiner verwendeten nämlich nur Hammelerythrocyten und einen Amboceptor (Antikörper) vom Kaninchen und gingen außerdem von der Voraussetzung aus, daß die 4 Komponenten des Komplementes bei allen geprüften Tierarten identisch sind, d. h. daß keine „artspezifischen" Differenzen bestehen. Daß dies nicht richtig sein muß, geht u. a. aus dem von Cushing zitierten Beispiel hervor, daß normales Pferdeserum (als Komplement) Erythrocyten vom Meerschweinchen oder vom Rinde zu lösen vermag, wenn sie durch einen von der Katze gewonnenen Antikörper sensibilisiert sind; in diesem Falle ist kein Anhaltspunkt dafür vorhanden, daß im frischen Pferdeserum das Endstück (C′ 2) vollständig fehlt. Cushing bezweifelt auch die Angabe von G. C. Brown (1943), daß das Serum der Maus im hämolytischen Versuch nicht als Komplement wirken kann, und hält es für wahrscheinlich, daß das Mäusekomplement wie das Komplement des Pferdes von dem des Meerschweinchens kraft seiner „Spezifität" verschieden ist, und daß man seine Aktivität wohl nachweisen könnte, wenn man das geeignete Indikatorsystem ausfindig machen würde.

Wenn man auch die Berechtigung dieser Kritik anerkennt, so bedeutet das doch nicht, daß alle von Hegedüs und Greiner aus ihren Versuchen gezogenen Schlüsse unrichtig sein müssen. In grundsätzlicher Hinsicht ist die Feststellung dieser Autoren wichtig, daß sich die einzelnen Komponenten eines bestimmten Komplementes nicht gegenseitig vertreten können. Darauf beruht es eben, daß die Ausschaltung einer oder mehrerer Komponenten das Komplement inaktiviert und daß das Komplement reaktiviert werden kann, wenn man die ausgeschalteten Komponenten wieder hinzufügt. Durch die Eliminierung bestimmter Komponenten erhält man die von Hegedüs und Greiner sogenannten „Reagenzsera", eine Bezeichnung, die später von E. E. Ecker, Pillemer und Seifter (1943) durch den Ausdruck „spezifisch inaktivierte Komplemente" (s. S. 41) ersetzt wurde. Natürlich wären die Ergebnisse sicherer, wenn man nicht zum Vollserum verschiedener Tierarten spezifisch inaktivierte Komplemente zusetzen (Hegedüs und Greiner) oder zwei verschiedenartig inaktivierte Komplementderivate miteinander kombinieren [J. E. Cushing (1945 b)], sondern so vorgehen würde, daß man zu dem spezifisch inaktivierten Komplement einer Tierspezies die fehlende Komponente einer anderen Art in reinem (isoliertem) Zustande hinzufügt.

Immerhin geht aus dem vorliegenden Versuchsmaterial, zu welchem J. E. Cushing jr. (1945a, 1945b) wertvolle Beiträge geliefert hat, hervor, daß sich die Komplementsysteme verschiedener Tierarten voneinander unterscheiden, und zwar besonders auch in dem Punkte, daß die einzelnen Komponenten, auch wenn sie die gleiche Funktion haben und sich sogar in zwei verschiedenen Systemen gegenseitig substituieren können (s. S. 41), doch nicht *in gleicher Menge* vorhanden sein müssen. Das kann, wie HEGEDÜS und GREINER auseinandersetzen, zur Folge haben, daß die Aktivität des Gesamtkomplementes (bestimmt durch den Endtiter, d. h. die geringste Menge, welche im hämolytischen Versuch lösend wirkt) von jener Komponente abhängt, welche am schwächsten vertreten ist; es leuchtet ferner ein, daß die Inaktivierung des Komplementes besonders leicht erfolgt, wenn die in geringster Menge vorhandenen Komponenten elektiv adsorbiert (gebunden) werden, wie dies von DOZOIS, SEIFTER und ECKER (1944) für das Komplementsystem des Menschen gezeigt wurde, aus welchem sensibilisierte Bakterien hauptsächlich $C'2$ oder $C'3$ elektiv eliminieren, welche in diesem System nach den Angaben von ECKER, PILLEMER und SEIFTER (1943) den niedrigsten Titer aufweisen. Verständlich ist auch die Tatsache, daß man vollständige Systeme verstärken kann, wenn man entweder ein anderes vollständiges System oder eine unzureichend vertretene Komponente hinzufügt. So kann man beispielsweise menschliches Komplement durch Meerschweinchenkomplement verstärken, wobei sich nachweisen läßt, daß $C'3$ und in geringerem Grade $C'2$ des Meerschweinchenserums am Verstärkungseffekt beteiligt sind. Nach den Angaben von HEGEDÜS und GREINER ist das Menschenserum ärmer an $C'2$ als das Meerschweinchenserum, so daß die Verstärkung wenigstens im Hinblick auf diese Komponente erklärt erscheint; damit stimmt, daß man die Wirkung des Menschenkomplementes auch dadurch steigern kann, daß man ein an sich inaktives Komplementderivat, in welchem aber das Endstück ($C'2$) vorhanden ist, hinzufügt [HEGEDÜS und GREINER (1938), ECKER, PILLEMER und SEIFTER (1943)].

Was die qualitativen Unterschiede der Komplemente verschiedener Tierspezies anlangt, sind sie nicht so erheblich, als man aus dem Umstande folgern könnte, daß mindestens zwei Komponenten ($C'1$ und $C'2$) Serumproteine sind; die Serumproteine zeichnen sich ja sonst durch ihre Artspezifität aus, in welcher sich die phylogenetischen Beziehungen der Arten widerspiegeln. Bei den Komplementsystemen liegen die Verhältnisse offenbar anders.

Im hämolytischen Komplement des Froschserums lassen sich wie im Meerschweinchenkomplement 4 Komponenten nachweisen, und zwar mit Hilfe derselben Inaktivierungsmethoden: Erwärmen zwecks Ausschaltung der thermolabilen Faktoren $C'1$ und $C'2$, Ausfällung mit CO_2 zwecks Trennung der Globulin- und Albuminfraktion, Einwirkung von Zymin (Ausschaltung von $C'3$) und von Ammoniumhydroxyd

(Ausschaltung von $C'4$). J. E. Cushing jr. (1945a), von dem diese Angaben stammen, konnte auch feststellen, daß sich inaktiviertes Froschkomplement durch ein andersartig inaktiviertes Meerschweinchenkomplement aktivieren läßt, wie folgende zwei, aus zahlreichen geprüften Kombinationen ausgewählte Beispiele lehren.

Tabelle 2. Hämolytisch aktive Kombinationen:

	$C'1$	$C'2$	$C'3$	$C'4$	
I	+	+	+	0	Froschserum, inaktiviert durch NH_4OH
	+	+	0	+	Meerschweinchenserum, inaktiviert durch Zymin
II	+	+	0	+	Froschserum, inaktiviert durch Zymin
	0	0	+	+	Meerschweinchenserum, inaktiviert durch Erhitzen

Auch beim Serum von Karpfen ergaben sich analoge Beziehungen zum Meerschweinchenkomplement, insoferne als die Existenz eines thermolabilen Anteiles sowie von $C'3$ und $C'4$ durch die entsprechenden Inaktivierungsverfahren festgestellt wurde; nur war die Spaltung des thermolabilen Anteiles durch CO_2 nicht möglich, was aber nach Cushing vermutlich darauf zurückzuführen war, daß die Fraktionierung durch CO_2 bei diesem Serum leicht modifiziert werden müßte, um die verbundenen Faktoren $C'1$ und $C'2$ voneinander zu sondern. Gekreuzte Aktivierungen von Karpfen- und Meerschweinchenserum nach dem Muster der in obiger Tabelle angeführten Beispiele waren möglich und ließen sich auch zwischen Karpfen- und Froschserum unter bestimmten Bedingungen durchführen.

Die Komplemente der Vertebraten weisen also trotz größter Verschiedenheit der Arten ähnliche Eigenschaften auf und das Komplement muß daher, wie Cushing (1945b) betont, vom entwicklungsgeschichtlichen Standpunkt als ein relativ stabiler Charakter bezeichnet werden.

Was Cushing unter der „Spezifität" des Komplementes versteht, hat mit dem Begriff der „Artspezifität" nichts zu tun, sondern soll die Tatsache bezeichnen, daß das Komplement einer und derselben Spezies oder sogar eines und desselben Individuums mit bestimmten Antigen-Antikörperkomplexen nicht reagiert, ohne daß man dafür einen Grund angeben oder auch nur auf empirischer Grundlage voraussagen könnte, ob das verwendete Komplement funktionieren wird oder nicht. Cushing (1945b) hat aus den im Schrifttum vorhandenen Angaben eine Liste solcher Fälle zusammengestellt und dieselbe durch eigene Beobachtungen ergänzt; eine vollständige Reproduktion würde zuviel Raum beanspruchen, so daß hier nur einige negative Kombinationen angeführt werden können.

Haemophilus influenzae wird durch einen Antikörper vom Pferde und Pferdekomplement nicht abgetötet; tauscht man in dieser Kombination das Pferdekomplement gegen Menschenkomplement aus, so wird der bakterizide Effekt ermöglicht [J. H. DINGLE, FOTHERGILL und CHANDLER (1938)]. Die Kapselpolysaccharide der Pneumokokken binden, wenn sie sich mit Antikörpern vom Pferde, Menschen, Maus, Katze, Hund, Ziege kombinieren, das Meerschweinchenkomplement nicht; dagegen tritt die Bindung dieser Komplementart ein, wenn man Antikörper vom Kaninchen, Meerschweinchen, Schaf oder Ratte benutzt [F. L. HORSFALL und K. GOODNER (1936)]. Rinderblutkörperchen, die man mit Antikörpern vom Kaninchen, von der Ziege oder von Enten sensibilisiert, werden durch Pferdekomplement nicht gelöst; nur ein Antikörper von der Katze gibt ein positives Resultat [R. MUIR (1911/12)]. Präzipitate aus verschiedenen antitoxischen Sera vom Pferde und den zugehörigen Toxinen vermögen das Meerschweinchenkomplement nicht zu fixieren [T. W. B. OSBORN (1937)]. Schaferythrocyten, mit Antikörper vom Kaninchen sensibilisiert, werden durch Schaf- oder Pferdekomplement nicht gelöst, wohl aber durch Komplement vom Meerschweinchen oder vom Frosch [ECKER, PILLEMER und KUEHN (1942), L. REINER und Mitarbeiter (1929), DINGLE, FOTHERGILL und CHANDLER (1938)].

Ob es zweckmäßig ist, derartige Erscheinungen unter dem Namen der „Spezifität" der Komplemente zusammenzufassen, ist aus mehrfachen Gründen zu bezweifeln. CUSHING hält ihre Kenntnis für wichtig, da Mißerfolge der Serumtherapie darauf beruhen könnten, daß die injizierten Antikörper durch das Komplement des Menschen nicht ergänzt werden und daß infolgedessen die bakterizide Wirkung auf infektiöse Keime sowie die mit der Komplementwirkung verbundene Steigerung der Phagocytose ausbleiben.

XI. Die Entstehung des Komplementes im Organismus. — Die serologische Spezifität der Eiweißträger der Komplementfunktionen.

H. BUCHNER glaubte, daß die Leukocyten in ihrem Protoplasma das Komplement produzieren und intravital nach außen durch einen sekretorischen Vorgang abgeben, während E. METSCHNIKOFF annahm, daß das in den Leukocyten entstandene Komplement erst durch den Zerfall derselben frei wird. Die Verlegung der Komplementbildung in die Leukocyten war eine Art „Brückenhypothese", die geeignet schien, die Hauptfaktoren der cellularen und der humoralen Infektionsabwehr auf die Tätigkeit einer einzigen Zellart zurückzuführen und so Gegensätze zu nivellieren, die sich aus der Befriedigung *eines* Zweckes durch zwei verschiedene Abwehrmechanismen ergeben konnten. Da es aber trotz vielfacher Bemühungen nicht gelingen wollte, aus Leukocyten Stoffe herzustellen, welche so wie das Serumkomplement, namentlich auch im hämolytischen Versuch wirkten, mußte diese Hypothese fallen gelassen werden.

Nun stellte es sich bei den Untersuchungen über die Natur des Komplementes, speziell bei der Zerlegung desselben in einzelne Komponenten, heraus, daß dieser Wirkstoff proteiden Charakter hat und Eigenschaften aufweist, die seine Einreihung unter die Globuline des Blutplasmas rechtfertigen (siehe die Kapitel III und IV). Das gilt für die Komponenten C′ 1 und C′ 2 + C′ 4 und nur C′ 3 scheint nach PILLEMER und ECKER (1941 a) eine Ausnahme zu machen, ist aber wie die anderen Komponenten ein normaler Bestandteil des zirkulierenden Blutes. Die Proteine des Blutplasmas werden im Eiweißstoffwechsel wie alle Eiweißkörper des Organismus abgebaut und durch gleichartige Proteine ersetzt, welche aus den Aminosäuren des Nahrungseiweißes jenseits der Darmbarriere entstehen und die im Stoffwechsel resultierenden Verluste fortlaufend decken. Das Organ, in welchem sich die synthetischen Prozesse abspielen, ist, wenn auch nicht ausschließlich, so doch in relativ großem Ausmaß die Leber [S. C. MADDEN und G. H. WHIPPLE (1940)]. Durch Fütterung von Tieren mit markierten Aminosäuren, welche anstatt des gewöhnlichen N den isotopen N^{15} enthielten, vermochten R. SCHÖNHEIMER, S. RATNER, D. RITTENBERG und M. HEIDELBERGER (1939, 1942a) zu zeigen, daß die verfütterten Aminosäuren nach kurzer Frist in den Proteinen der inneren Organe der Versuchstiere sowie in sämtlichen Plasmaproteinen (Fibrinogen, Euglobulin, Pseudoglobulin und Albumin) nachweisbar werden. Befanden sich die Tiere gerade im Stadium einer aktiven Immunisierung (mit Hämocyanin oder mit typenspezifischen Pneumococcen), so trat der verfütterte N^{15} auch in den Antikörpern (Immunglobulinen) auf, und es ließ sich in geeigneten Versuchsanordnungen feststellen, daß die Antikörpermoleküle nur eine begrenzte Lebensdauer von etwa vier Wochen haben, da sie innerhalb dieser Frist aus der Zirkulation verschwanden und durch nichtmarkierte Antikörpermoleküle ersetzt wurden. [R. SCHÖNHEIMER, RATNER, RITTENBERG und HEIDELBERGER (1942b)]. Gerade in diesen Experimenten mit Plasmaproteinen, die doppelt gekennzeichnet waren (nämlich infolge der Fütterung durch den Gehalt an N^{15} und in ihrer Eigenschaft als Antikörper durch ihre serologische Reaktionsfähigkeit), trat das Wechselspiel von Verbrauch und Ersatz besonders deutlich in Erscheinung.

Wir dürfen wohl annehmen, daß sich die Komponenten des Komplementes, zumindest soweit sie Plasmaglobuline sind, ebenso verhalten, d. h. daß ihre Anwesenheit im Blutplasma nicht etwa darauf beruht, daß sie, einmal entstanden, dauernd als unzerstörbare Substanzen im Kreislauf persistieren, sondern daß sie wie andere Eiweißstoffe einem kontinuierlichen Verbrauch und Ersatz unterworfen sind, wobei als wahrscheinlichste Stätte der Synthese die Leber in Betracht käme. Für diese Auffassung gibt es mehrfache Beweise.

Zunächst einmal die Tatsache, daß der relative Komplementmangel, wie er durch starke Blutverluste herbeigeführt werden muß, wieder völlig ausgeglichen werden kann. Meerschweinchenkomplement wird in großen Mengen zu der Wassermannschen Reaktion (in Form der Komplementablenkungsmethode) benötigt, und da die Tiere teuer sind, werden sie in vielen Laboratorien wiederholt zur Komplementgewinnung (durch Herzpunktion) verwendet. Ferner weiß man, daß der Titer des Komplementes beim Menschen und bei Tieren infolge krankhafter Prozesse absinken kann (s. S. 43), wobei Ernährungsstörungen eine Rolle spielen können. In diesem Zusammenhang verdienen auch die Versuche von C. W. JUNGEBLUT und J. A. BERLOT (1926) Beachtung, welche durch intravenöse Injektion von Tusche eine deutliche, schon nach 15 Minuten einsetzende Abnahme des Komplementes im Blute von Meerschweinchen erzielten, die bereits nach 24 Stunden wieder völlig ausgeglichen war. Dieser rasche Ersatz entspricht den Beobachtungen von S. C. MADDEN, FINCH, SWALBACH und G. H. WHIPPLE (1940), daß der Organismus des Hundes starke Verluste an Plasmaproteinen überraschend schnell und vollständig zu kompensieren vermag. Da JUNGEBLUT und BERLOT angeben, daß die Atmung der Leberzellen nach der Tuscheinjektion herabgesetzt war, würden die Versuche auch für eine Beteiligung dieses Organs am Absinken und am Wiederanstieg des Komplementes sprechen. Daß toxische Schädigungen der Leber den Komplementgehalt des Blutes beeinflussen, hatten schon P. EHRLICH und J. MORGENROTH (1900) sowie G. F. DICK (1913) mitgeteilt, worauf W. C. BOYD in seinen „Fundamentals of Immunology" (1943) erneut aufmerksam macht.

Es sei schließlich auch die Angabe von O OLSEN (1922) erwähnt, daß die serumfreie Meerschweinchenleber in Durchströmungsversuchen sensibilisierte (mit Amboceptor beladene) Blutkörperchen aufzulösen vermag, allerdings erst nach mehrere Stunden fortgesetzter Durchströmung; wollte der Autor die Hämolyse beschleunigen, so mußte er zur Durchströmungsflüssigkeit (an sich nichtlösende) Mengen von „Mittelstück" oder „Endstück" zusetzen. OLSEN nahm an, daß die Leber alle Komponenten des Komplementes zu sezernieren vermag, mit Ausnahme des (wahrscheinlich nichtproteiden) C′ 3. Im Preßsaft der serumfreien Leber konnte jedoch weder End- noch Mittelstück nachgewiesen werden, so daß geschlossen wurde, daß diese Komponenten im Organ nicht gespeichert sind, sondern eben nur sezerniert werden, wenn eine Flüssigkeit die Gefäße durchströmt. Nachprüfungen scheint man nicht angestellt zu haben.

N. P. SHERWOOD, C. SMITH und R. WEST (1916) nahmen jedoch gegen die Behauptung Stellung, daß die Leber bei der Produktion des Komplementes eine wichtigere Rolle spielt als andere Organe oder Gewebe des Körpers. Sie stellten nämlich fest, daß der Komplementgehalt des Blutes bei Hunden unmittelbar nach der Anlegung einer ECKschen Fistel zwar abnimmt, 6 bis 16 Stunden nach der Operation aber wieder normal wird und durch mindestens 90 Tage normal bleibt, trotz der schweren degenerativen Veränderungen, die sich in der Leber nach der ECKschen Operation allmählich einstellen. Dagegen wäre aber zu sagen, daß die Leber bei diesem Eingriff im Körper belassen wird und noch immer eine ausgiebige (durch die Arteria hepatica vermittelte) Blutzirkulation hat; in den Spätstadien könnten andere Produktionsstätten vikariierend funktionieren. Entschieden ist die Rolle der Leber bei der Komplementbildung nicht, weder im negativen noch, wie aus den obigen Ausführungen erhellt, im positiven Sinn.

Bedeutungsvoll scheint es auch zu sein, daß das Eiweiß des Blutplasmas aus einer qualitativ konstanten Summe von Spezialproteinen besteht; angeborenes Fehlen eines dieser Spezialproteine, wie des Fibrinogens bei der sogenannten fibrinogenischen Hämophilie (vgl. A. Schittenhelm), ist außerordentlich selten. Ähnlich verhält sich das Spektrum der Komplementkomponenten, da es bei den Individuen einer bestimmten Tierspezies dieselbe Konstanz zeigt, und man nur ganz ausnahmsweise beobachtet, daß aus dem für eine Art charakterischen Komplex eine Komponente infolge von Mutation ganz ausfällt wie C′ 3 bei den komplementfreien Meerschweinchen. Vergleicht man die Komplemente verschiedener Tierspezies miteinander, so findet man allerdings, daß bei manchen Spezies einzelne Komponenten fehlen, die bei anderen vorhanden sind; aber die Bestandteile dieser unvollständigen Komplementsysteme sind in der Regel dieselben wie jene der vollständigen und können, wenn auch nicht immer, so doch in einer sehr großen Anzahl von Kombinationen gegenseitig ausgetauscht werden (s. S. 45 ff).

Die Plasmaproteine sind bekanntlich als Antigene artspezifisch und weisen innerhalb des Rahmens der Artspezifität, d. h. bei derselben Tierart, serologische Verschiedenheiten auf, die zum Teile stärker ausgeprägt sind als die artspezifischen Differenzen. So ist z. B. die Differenz zwischen dem Albumin und dem Globulin des Ziegenserums so groß, daß keine Verwandtschaftsreaktionen nachgewiesen werden können, während die Globuline aus Ziegen-, Schaf- und Rinderserum gekreuzt reagieren. Sind nun auch die Komplementkomponenten oder, präziser ausgedrückt, die Eiweißträger der Komplementfunktionen artspezifisch und im Rahmen der Artspezifität durch besondere, den einzelnen Komponenten eigene Sonderspezifitäten ausgezeichnet?

Um dies festzustellen, könnte man Kaninchen mit artfremden Komplementen immunisieren und die gewonnenen Sera mit dem Komplement der Vorbehandlung und mit den Komplementen anderer Tierarten mit Hilfe der üblichen Methoden prüfen (Präzipitinreaktion, anaphylaktischer Versuch). Würde man aber als „Komplemente" Vollsera verwenden, so müßten alle in diesen enthaltenen Spezialproteine als Antigene wirken, auch diejenigen, welche an der Komplementfunktion gar nicht beteiligt sind. Was dabei herauskommt, lehrt ein von C. Moreschi (1905/1906) angestellter Versuch.

Moreschi immunisierte Kaninchen mit Normalziegenserum. Das auf diese Weise gewonnene „Antiziegenserum" hatte „antikomplementäre" Eigenschaften, wenn es zu einem hämolytischen System zugesetzt wurde, welches aus Rinderblut, einem spezifischen Amboceptor gegen Rinderblut (vom Kaninchen) und Ziegenkomplement bestand. Die antikomplementäre Wirkung war aber nur zu konstatieren, wenn Ziegenkomplement, nicht aber, wenn Komplement vom Meerschweinchen oder vom Kaninchen benutzt wurde. Moreschi deutete diese Beobachtung richtig in dem Sinne, daß Ziegenserum und Antiziegenserum einen Antigen-Antikörperkomplex bilden, der das Komplement bindet. Er lehnte die Deutung ab, daß durch die Immunisierung des Kaninchens mit „Ziegenkomplement" ein „Antikomplement", d. h. ein komplementneutralisierender oder auch nur ein auf das Komplement spezifisch eingestellter Antikörper produziert worden war.

Was könnte man durch die Ausschaltung aller an der Komplementfunktion unbeteiligten Serumproteine erreichen? Versuchstechnisch wäre hierzu zu bemerken, daß man das Komplement als funktionsfähiges Ganzes nicht aus dem Serum abscheiden kann, sondern nur bestimmte Komponenten [Pillemer, Ecker, Onckey und Cohn (1941)]; da dies aber gerade die Globulinkomponenten sind, würden sie für den angestrebten Zweck genügen. Derartige Untersuchungen wurden bisher meines Wissesn noch nicht angestellt. Ihr Ergebnis läßt sich bis zu einem gewissen Grade voraussehen.

Es ist zunächst anzunehmen, daß sich die Komplementglobuline als artspezifische Antigene erweisen würden, so wie das für die Antikörperglobuline bereits festgestellt ist. Die Komplementfunktion wäre in diesem Falle von der Artspezifität ihres Eiweißträgers ebenso unabhängig wie die Antikörperfunktion von der Artspezifität der Immunglobuline.

Ob die Komplementglobuline *(als Eiweißantigene)* von den übrigen Globulinen des gleichen Serums differieren, ist zumindest zweifelhaft; bei den Antikörperglobulinen ist das nicht der Fall.

Ob ein mit einem Komplementglobulin hergestelltes Antiserum imstande sein würde, die Komplementfunktion zu neutralisieren, ist nicht sicher vorauszusagen. Die zitierten Versuche von Moreschi gestatten nicht, diese Möglichkeit a priori in Abrede zu stellen. Es wäre immerhin denkbar, daß ein mit der Komponente C′ 1 gewonnenes Antiserum diese Komponente ohne Rücksicht auf ihre zoologische Provenienz neutralisiert, daß also die neutralisierende Wirkung für C′ 1 spezifisch wäre. Die Analogie läßt aber das Gegenteil vermuten. Wenn man nämlich Antitoxin vom Pferde durch ein Antipferdeserum vom Kaninchen ausflockt, erhält man ein Präzipitat, welches noch immer imstande ist, Toxin zu neutralisieren; die Antikörperfunktion wird also durch die Reaktion des Eiweißträgers mit einem artspezifischen Präzipitin nicht ausgelöscht [M. Eisler (1920), F. C. Smith und R. Marrack (1930), H. Eagle (1936) u. a.]. Im Falle der Komplementglobuline könnte eine ähnliche Unabhängigkeit der Funktion von der Spezifität der Eiweißträger bestehen.

Wie man sieht, tritt uns das Problem, wie die Antikörperfunktion mit der serologischen Spezifität der Immunglobuline verbunden ist, auch bei den Eiweißträgern der Komplementfunktionen entgegen, nur daß es hier noch erheblich komplizierter ist. Bei den Immunglobulinen kann die theoretische Betrachtung an die genetische Beziehung der Immunglobuline (Antikörper) zu ihren Antigenen anknüp en, und die Immunglobuline wirken als solche, jeder Antikörper ist ein selbständiger Wirkstoff. Die Komplemente entstehen dagegen kraft autonomer erblicher Anlagen, die nicht erst durch spezifische Reize geweckt wordon, es fehlt hier das Antigen, aus welchem wir die Eigenscha ten dcr Antikörper (Immunglobuline) ableiten, und die Komplemente sind auch nicht selbständige Stoffe, sondern setzen sich aus Komponenten (substantiellen Faktoren) zusammen, die voneinander in sonderbarer eise abhängig sind. Dazu kommt die versuchstechnische Schwierigkeit, welche durch die Labilität des Komplementes gegeben ist und Eingri fe, wie die partielle Verdauung, welche bei den Immunsera zur Erkenntnisquelle wurden, als fast aussichtslos erscheinen lassen.

XII. Die Labilität der Komplementfunktionen.

Die genauesten Untersuchungen über die Labilität des Komplementes wurden von S. SEIFTER, L. PILLEMER und E. E. ECKER (1943) am frischen menschlichen Normalserum ausgeführt (vgl. S. 42). Es zeigte sich:

1. Daß das Komplement in Form von gefrorenem Vollserum bei — 35° C wenigstens ein Jahr lang aufbewahrt werden kann, ohne mehr als ein Drittel seiner ursprünglichen Aktivität einzubüßen; die volle Aktivität bleibt jedoch nur 2 Wochen erhalten. Bei 37° C wird das Vollserum über Nacht völlig unwirksam und bei Zimmertemperatur in einer Woche; bei + 1° C erhält sich die volle Aktivität 1 Woche und sinkt dann rasch auf die Hälfte ab. Verdünnt man Vollserum im Verhältnis von 1 : 5 mit 0,9% NaCl-Lösung, so verhält es sich im allgemeinen ähnlich, doch ist die Haltbarkeit etwas geringer.

2. Zusatz von 10% NaCl + 4% Borsäure (beides in Substanz) verzögert den Aktivitätsverlust. Bei 37° C wird das gesalzene Komplement zwar ebenso rasch inaktiv als im Vollserum ohne Zusatz, aber eine genauere Analyse zeigt, daß nach ca. 24 Stunden nur C′ 3 und C′ 4 völlig zerstört sind, während sich noch 60% C′ 2 und 30% C′ 1 nachweisen lassen.

3. C′ 2 wurde bei einem p_H bis zu 6 bei allen erhöhten Temperaturen rasch zerstört. Beim p_H = 6,6 oder 7,3 war es bei 46° C stabil, verlor aber etwas von seiner Aktivität schon bei 50° C und wurde zwischen 50 und 54° C komplett inaktiviert.

4. C′ 3 war bei niedrigem p_H ebenfalls gegen Erwärmen wenig resistent. Beim p_H 6,6 — 7,3 war es bis zu 50° C völlig stabil und wurde erst zwischen 54 und 58° C gänzlich inaktiv.

5. C′ 4 konnte erst durch Erhitzen auf 58 bis 62° C zerstört werden, aber nur wenn der p_H 6,6 bis 7,3 betrug. Dagegen war diese Komponente gegen Hitze

pH-Veränderungen und Altern der Lösungen weniger stabil als alle übrigen; im Vollserum scheint sie aber durch die Anwesenheit von Stoffen, welche nicht bestimmt werden konnten, gegen die Deteriorierung geschützt zu sein.

6. C' 1 war in einer Pufferlösung vom pH 7,3 am meisten hitzebeständig. In Pufferlösungen vom pH = 5,5 wurde es schon bei 46° C unwirksam.

7. Das Präzipitat sowie die überstehende Flüssigkeit, die man durch Dialyse von frischem Menschenserum gegen Phosphatpuffer erhält und in NaCl-Lösung löst, können durch Mikro-Seitz-Filter durchfiltriert werden, ohne daß die in diesen Präparationen enthaltenen Komponenten unwirksam werden (vgl. hiezu S. 10).

Zwischen den Komponenten des Komplementes vom Menschen und vom Meerschweinchen bestehen kleine Differenzen, welche sich aber nicht auf die Zahl der Komponenten, sondern nur auf ihre relativen Mengenverhältnisse und wahrscheinlich auch auf ihre chemischen und physikalischen Eigenschaften beziehen. Eine vergleichende Tabelle der für C' 1 aus Menschen- und aus Meerschweinchenkomplement ermittelten chemischen und physikalischen Eigenschaften wurde von PILLEMER, SEIFTER, SAN CLEMENTE und ECKER (1943) veröffentlicht; danach scheint C' 1 vom Meerschweinchen etwas mehr Eiweiß-N und etwas weniger Kohlehydrat zu enthalten. Die Inaktivierungsverhältnisse können aber sowohl für frisches Vollserum wie für die einzelnen Komponenten beim Meerschweinchen wie beim Menschen als ungefähr gleich angenommen werden.

Was an diesen Angaben in erster Linie auffällt, ist die außergewöhnliche Thermolabilität der Komplementwirkung, wenn man berücksichtigt, *daß ihre Träger Serum- bzw. Plasmaglobuline sind.* Man kann diese Labilität nicht ausschließlich der Komponente C' 3 zuschreiben, die nicht als Serumglobulin betrachtet wird; denn C' 3 ist gegen Erwärmen weniger empfindlich als C' 2. Um die Labilität der Komplementwirkung, sofern sie an Globuline gebunden ist, richtig einzuschätzen, braucht man sich nur an die spezifischen Antigenfunktionen der normalen Serumglobuline und an die Antikörperfunktionen der Immunglobuline zu erinnern; wir können Pferdeserum, auch wenn es lange Zeit in sterilem Zustande aufbewahrt wurde, zur Immunisierung von Kaninchen zwecks Gewinnung spezifischer Präzipitine verwenden, und den „Amboceptor" für die WASSERMANNsche Reaktion stellen wir in der Weise her, daß wir das hämolytische Immunserum durch Erhitzen vom Komplement befreien, so daß nur der Antikörper erhalten bleibt, und heben dann dieses Reagens wochen- und monatelang ohne besondere Kautelen (Einfrieren, Eintrocknen) auf.

Möglicherweise entspricht es nicht völlig den Tatsachen, wenn wir die Temperatur *als solche* für das Unwirksamwerden des Vollserums (als Komplement) verantwortlich machen. Es wäre denkbar, daß Prozesse, welche sich während der Lagerung spontan abspielen, die Inaktivierung bedingen und daß diese Prozesse je nach der Höhe der Temperatur langsamer oder rascher ablaufen. Diese Auffassung könnte man, obgleich sie in Unkenntnis der inaktivierenden Vorgänge selbstverständlich rein hypothetisch ist, für jenen Temperaturbereich gelten lassen, der sich noch weit unterhalb der Grenze befindet, oberhalb welcher die hitzebedingten Denaturierungen der koagulablen Proteine einsetzen.

Es wird angenommen, daß sich das Komplement nicht erst extravasal im Gefolge der Blutgerinnung bildet, sondern daß es bereits im zirkulierenden Blutplasma vorhanden ist [H. SACHS (1929), C. H. BROWNING (1931)]. Eines der Hauptargumente war die intravasale Lyse der Erythrocyten, welche man nach intravenöser Injektion eines komplementfreien, gegen die Erythrocyten des Empfängers gerichteten Antikörpers (Amboceptors) feststellen kann. Drei der Komponenten sind übrigens mit Sicherheit als hochmolekulare Eiweißkörper (Globuline) identifiziert worden, die natürlich nicht erst nach der Entleerung des Blutes entstehen können; nimmt man an, daß sie zwar schon im zirkulierenden Blute existieren, daß sie aber die Fähigkeit der Beteiligung an der Komplementfunktion erst außerhalb des Körpers erwerben, so wäre die gesetzmäßige Verteilung auf eine bestimmte Zahl von Substanzen mit konstanten chemisch-physikalischen Eigenschaften (isoelektrische Punkte, elektrophoretische Wanderungsgeschwindigkeiten, N-Gehalt, Gehalt an Kohlehydraten) sehr schwer zu verstehen.

Die Bluttemperatur beträgt bei den Säugetieren circa 37 bis 38° C. Komplement in Form von Vollserum wird bei dieser Temperatur rasch (innerhalb von Stunden) inaktiv. Wenn daher Menschen oder Säugetiere beständig Komplement im strömenden Blute haben und, von gelegentlichen Schwankungen abgesehen, auch in gleicher Menge, so könnte dies nur geschehen: 1. wenn das Komplement im Plasma aus irgendeinem Grunde beständiger ist als im Serum oder 2. wenn die Komplementzerstörung fortlaufend durch Neuproduktion kompensiert wird ($C'\,1\,+$ $+\,C'\,2\,+\,C'\,4$ beteiligen sich an der Gesamtheit der Serumproteine mit $0{,}7\,\%$!) oder 3. wenn immer neue Quoten der zirkulierenden Plasmaglobuline die Wirksamkeit von Komplementkomponenten annehmen. Man hat sich jedoch mit diesen für das gesamte Komplementproblem wichtigen Fragen bisher nicht eingehender befaßt. Lehre und Forschung waren, soweit sie das Komplement betrafen, stets mehr serologisch als physiologisch orientiert.

Nach älteren Versuchen von M. GRAMENITZKI (1912) soll die Komplementwirkung des Meerschweinchenserums, welches man durch 4 bis 8 Minuten auf 55 bis 57° C erwärmt und dadurch inaktiviert hat, beim Stehen regeneriert werden, bei 37° C schon in einigen Stunden. J. KISS, der diese Angaben nachgeprüft hat, bestätigte zwar die Regeneration, fand aber, daß sie nur erfolgt, wenn das Serum nicht über 50 bis 52° C erhitzt wird und wenn der Komplementtiter nach dem Erwärmen noch 25 bis 50% des ursprünglichen Wertes beträgt; schwindet die Aktivität bis auf geringe Reste, so tritt (nach KISS) nie eine Regeneration ein.

Die Inaktivierung des Komplementes durch Erhitzen der komplementhaltigen Vollsera bietet, wie aus den vorstehenden Ausführungen hervorgeht, in theoretischer Hinsicht großes Interesse und rollt Probleme auf, die bis jetzt nicht gelöst werden konnten. Sie ist auch jenes Verfahren, das im praktisch serologischen Betrieb angewendet wird, wenn der Komplementgehalt der Sera ausgeschaltet werden soll (Inaktivierung der Menschensera und des hämolytischen Amboceptors bei der WASSERMANNschen Reaktion).

Außer der Wirkung erhöhter Temperaturen wurde eine sehr große Zahl von Agenzien auf ihren inaktivierenden Einfluß geprüft in der Erwartung, auf diesem Wege Näheres über das Wesen des Komplementes zu erfahren. Aus der Fülle der in der Literatur aufgestapelten Daten sollen nur wenige Ergebnisse ausgewählt werden, denen eine über die bloße Registrierung der Beobachtung hinausgehende Bedeutung zugeschrieben werden könnte.

a) Die mechanische Inaktivierung. 1910 teilten M. JACOBY und A. SCHÜTZE mit, daß man komplementhaltiges Meerschweinchenserum durch 1½stündiges Schütteln bei 37° C inaktivieren könne, wobei gleichzeitig Trübungen auftreten; das Schüttelserum konnte sowohl durch Zusatz von Mittelstück wie von Endstück reaktiviert werden. Diese Angaben wurden von zahlreichen Autoren aufgegriffen und im Jahre 1919 lagen bereits viele Arbeiten vor, welche sich mit dem gleichen Thema befaßten [HANS SCHMIDT (1919)]. Über den Mechanismus des Phänomens gingen die Ansichten auseinander. M. JACOBY (1915) schloß sich der Meinung von E. COURMONT und A. DUFOUR (1912) an, daß die Inaktivierung nur in Gegenwart von Sauerstoff, nicht aber in O-freien Gasen erfolge und daß es sich daher um einen Oxydationsprozeß handle, was aber von H. SCHMIDT bestritten wurde, der auf die beim Schütteln eintretende Schaumbildung das Hauptgewicht legte, welche zu einer Ausbreitung des Serums in Grenzflächen und dadurch zu einer Denaturierung desselben führen müsse. Die Reaktivierung der Schüttelsera wurde von H. SCHMIDT bestätigt, mit dem Zusatze, daß völlig inaktiviertes Serum durch Mittelstück nicht mehr reaktiviert werden kann, wohl aber durch Thermoserum, d. h. durch ein hitzeinaktiviertes Serum, das, wie wir jetzt wissen, nur mehr die Komponenten C′3 und C′4 enthält. (Allerdings sind die Angaben von SCHMIDT über die möglichen Reaktivierungen nicht präzis und entsprechen nicht mehr den jetzigen Vorstellungen über die Komponenten des Komplementes.) C′3 und C′4 sind jedenfalls nach den auf S. 15f. zitierten Untersuchungen keine Globuline, so daß die Schüttelwirkung von H. SACHS und seiner Schule [vgl. H. SACHS (1929)] zu Unrecht auf die Labilität der Komplementglobuline („Labilglobuline") bezogen wurde.

Anderseits weiß man jetzt, daß sich Serumproteine und Immunglobuline (Antikörper) in monomonokulare Filme ausbreiten lassen, welche nur noch eine Dicke von 8 bis 10 Å besitzen [A. ROTHEN und K. LANDSTEINER (1939, 1942)], ohne ihre serologische Reaktionsfähigkeit einzubüßen, was mit einer Denaturierung beim Zerschäumen nicht vereinbar scheint, H. WU und S. M. LING (1927) überzeugten sich ebenfalls, daß Serumproteine durch Ausbreitung in dünner (monomolekularer) Schicht mit Hilfe des Zerschäumens im Gegensatz zu Ovalbumin nicht irreversibel denaturiert werden. Soll nun auch die Oxydation als denaturierender Prozeß ausgeschlossen sein (vgl. hiezu S. 30), so wäre die endgültige Aufklärung der Schüttelinaktivierung erneuten experimentellen Untersuchungen überlassen.

2. Versetzt man Blut mit Galle, Heparin, Hirudin, so wird die Gerinnungsfähigkeit zugleich mit der Komplementwirkung aufgehoben. Daraus wurde gefolgert, daß das Komplement im strömenden Blute nicht vorhanden ist, sondern erst infolge der Blutgerinnung entsteht [H. J. FUCHS (1928/29), W. PFANNENSTIEL (1927), K. H. BÜSING und H. ZUZAK (1943) u. a.]. Das Mittelstück des Komplementes identifizierte FUCHS mit dem Prothrombin und BÜSING und ZUZAK wollten (auf Grund von Versuchen an Kücken) einen Zusammenhang zwischen Prothrombingehalt, Komplementtiter und Versorgung mit K-Vitamin feststellen.

Es wirken aber nicht alle gerinnungshemmenden Stoffe inaktivierend auf das Komplement. F. KLOPSTOCK (1926) wies nach, daß sich das Komplement im Citratplasma in größerer Menge vorfindet als in dem aus dem gleichen Blute abgeschiedenen Serum und daß es sich im Plasma auch erheblich länger aktiv erhält. Über die Tatsachen, die dafür sprechen, daß das Komplement bereits im zirkulierenden Blute existieren muß, siehe S. 6 und 58.

3. R. MUIR und C. H. BROWNING (1909) fanden, daß die Komplementwirkung frischen Meerschweinchenserums infolge der Passage durch Berkefeld-Filter abgeschwächt oder unter Umständen fast ganz ausgelöscht wird, aber nur in den ersten Stadien des Filtrationsprozesses; dann werden die Filter für das Komplement durchlässig, was auch dadurch erzielt werden kann, daß man durch Hitze inaktiviertes Serum vorfiltriert. Mit 5% NaCl versetztes Serum tritt ohne Aktivitätsverlust durch die Filter durch. Offenbar handelt es sich um Adsorptionsvorgänge an das Filtermaterial (Kieselgur). BROWNING und MACKIE konnten das durch Filtration inaktivierte Serum weder durch Mittelstück noch durch Endstück regenerieren, was bedeuten würde, daß alle Komponenten

an Kieselgur gebunden werden. Filtriert man aber dasselbe Serum wiederholt durch stets erneuerte Berkefeld-Kerzen, so zeigt es sich, daß die thermolabilen Komponenten früher verschwinden als die thermostabilen, sei es, daß sie besser adsorbierbar oder weniger dispers sind (P. S. STRONG und J. T. CULBERTSON). Diese Angaben gelten nur für Berkefeld-Filter; Filter aus anderem Material können sich ganz anders verhalten (s. S. 57). Daß man durch so wenig eingreifende Verfahren wie durch Filtration einzelne Komponenten des Komplementes ausschalten kann, berechtigt zur Annahme, daß sie im Serum als voneinander unabhängige Substanzen vorhanden sind.

Das Komplement kann nicht nur an Kieselgur, sondern, wie schon 1906 K. LANDSTEINER und R. STANKOVIĆ festgestellt hatten, durch eine große Zahl der verschiedensten kolloidal gelösten Substanzen adsorbiert werden. Die wichtigste dieser Sorptionen ist die Fixierung an Antigen-Antikörperkomplexe, die kein spezifischer Vorgang sein kann, da Antigen-Antikörperkomplexe verschiedener Art ein und dasselbe Komplement zu binden vermögen, und da der Antikörper in solchen Systemen durch Tannin und andere Stoffe ersetzt werden kann. Daran ändert auch die Tatsache nichts, daß die einzelnen Komponenten des Komplementes bei der Bindung an spezifische Antigen-Antikörperkomplexe ein etwas geändertes Verhalten zeigen wie bei der Adsorption an anorganische Adsorbentien oder an normale (nicht mit Immunserum vorbehandelte) Bakterien (s. S. 17). Spezifisch ist eben doch nur die Reaktion zwischen Antigen und Antikörper.

Wie oben erwähnt, wird komplementhaltiges Meerschweinchenserum bei der Passage durch Berkefeld-Filter partiell oder total inaktiviert. MUIR und BROWNING, welche diese Beobachtung mitteilten, stellten auch Versuche an, das offenbar durch Adsorption zurückgehaltene Komplement durch Nachfiltrieren von NaCl-Lösung zurückzugewinnen, was aber nicht gelang. Daß das Komplement durch den Kontakt mit Kieselgur zerstört wurde, schlossen MUIR und BROWNING aus, weil das Komplement nach kurzer Filtrationsdauer wieder mit seinem ursprünglichen Titer im Filtrate erschien; sie nahmen eine irreversible Bindung, d. h. eine Adsorption an, welche durch Eluierung nicht dissoziiert werden kann. Im neueren Schrifttum wird diese wichtige Feststellung und ihre Interpretation nicht erwähnt. Sie fand aber in letzter Zeit eine wertvolle Bestätigung durch die Experimente von T. F. DOZOIS, SEIFTER und ECKER (1944), denen zufolge sensibilisierte Bakterien aus partiell inaktivierten Komplementen einzelne Komponenten fixieren können, welche trotz der Fixierung funktionsfähig bleiben, da der bakterizide Effekt eintritt, wenn man die Bakterien wäscht und jene Komplementfaktoren zusetzt, welche von den antikörperbeladenen Bakterien in der ersten Versuchsphase nicht oder nicht in genügender Menge gebunden wurden. Hier wird es besonders deutlich, daß die Bindung in einer nichteluierbaren Adsorption und nicht in einer Zerstörung des Adsorbates besteht.

Die Methode der diagnostischen Komplementbindung.

Antigen-Antikörperreaktionen können an sich oder unter Mitwirkung des Komplementes sinnfällige Veränderungen zur Folge haben (Agglutination, Präzipitation, Hämo- und Bakteriolyse). Ist das nicht der Fall, so braucht man einen Indikator, welcher die Antigen-Antikörperreaktion in den Wahrnehmungsbereich des Untersuchers rückt. Lebende begeißelte Bakterien oder lebende Protozoen werden durch die Einwirkung eines Antikörpers gelähmt, was mikroskopisch festgestellt werden kann. Geißellose Bakterien sterben unter dem Einfluß von Antikörper und Komplement ab; das Kulturverfahren macht dann diese Reaktionsfolge evident. Es gibt aber Fälle, in welchen der Ablauf einer Antigen-Antikörperreaktion nur daran zu erkennen ist, daß das Komplement gebunden wird, ein Vorgang, der durch die Besichtigung ebenfalls nicht festzustellen ist; nach dem Vorschlage von J. BORDET und O. GENGOU (1901) kann man aber die Komplementbindung nachweisen, wenn man nach Ablauf der Zeit, welche für die Bindung des Komplementes erforderlich ist, ein Indikatorsystem zusetzt, welches aus Erythrocyten und einem spezifischen Amboceptor (z. B. aus Hammelerythrocyten und Hammelamboceptor vom Kaninchen) besteht; die Erythrocyten können sich nur lösen, wenn im Reaktionsvolumen freies Komplement vorhanden ist, d. h. wenn das Komplement in der ersten Phase der Reaktion nicht gebunden wurde. Bezeichnet man mit Ty Typhusbazillen, mit Ch Choleravibrionen, mit A.-Ty und A.-Ch die zugehörigen Antikörper und bedeuten K Komplement, HE Hammelerythrocyten, HA den Antikörper für diese Erythrocyten, so ergeben sich folgende Kombinationen, aus welchen gleichzeitig die diagnostische Anwendbarkeit des Verfahrens hervorgeht:

1. Phase	2. Phase	Ergebnis:	
Ty + A.-Ty + K ‖	+ HE + HA	Keine Lyse der Erythrocyten	I
Ch + A.-Ch + K ‖	+ HE + HA	Keine Lyse der Erythrocyten	II
Ch + A.-Ty + K ‖	+ HE + HA	Lyse	III
Ty + A.-Ch + K ‖	+ HE + HA	Lyse	IV

Die sub I und II verzeichneten Reaktionen nennt man *positiv* im Sinne der Fragestellung, weil das Ausbleiben der Lyse im Indikatorsystem dafür spricht, daß das Komplement in der ersten Phase verbraucht wurde, daß also eine Antigen-Antikörperreaktion stattgefunden hat; III und IV werden dementsprechend als *negativ* bezeichnet. Statt Vollbakterien oder andersartigen Zellen kann man auch gelöste Antigene benutzen. Es ist klar, daß man auf diese Weise Antigene identifizieren kann, wenn man über die erforderlichen Immunsera verfügt, und daß man umgekehrt mit Hilfe bekannter Antigene die korrespondierenden Antikörper nachzuweisen vermag. Das ergibt sich automatisch aus der Tatsache einer spezifischen Wechselbeziehung zwischen zwei miteinander reagierenden Komponenten; es ist im Prinzip dasselbe, wenn man Silber mit Chlor oder Chloride mit Silbersalzen nachweist. Eigenartig ist nur die Form, in welcher die Identifizierung im Komplementbindungsversuch stattfindet.

Die Komplementbindungsmethode soll zehnmal empfindlicher sein als die Präzipitinreaktion. Diesem Vorteil stehen aber die vielen Fehlerquellen gegenüber, mit welchen sie belastet ist. Die Komplementbindung ist ja, wie ausdrücklich betont wurde, unspezifisch. Man muß sich daher die Gewißheit verschaffen, daß die Reaktion eines Antigens mit einem Antikörper den Komplementverbrauch verursacht hat, und daß nicht eines der im Versuch verwendeten Reagenzien an sich oder in der angewendeten Menge „antikomplementäre" Eigenschaften besitzt. Man sucht das durch eine große Anzahl von Kontrollen zu erreichen; auch unter diesen Umständen kann die Komplementbindungsreaktion zu falschen Resultaten führen. Eine spezielle Nutzanwendung des Verfahrens ist die serologische Diagnose der Lues in der ursprünglich von A. WASSERMANN angegebenen Form; ob sie auf einer Komplementbindung durch einen Antigen-Antikörperkomplex beruht, ist noch heute unentschieden und kann daher als Argument für die dem Verfahren anhaftende Unzuverlässigkeit und Vieldeutigkeit geltend gemacht werden. In theoretischer Beziehung ist die Komplementbindung nur eines der serologischen Verfahren, mit welchen wir die Beziehungen zwischen Antigenen und Antikörpern untersuchen, und erheischt daher, da hier nicht Fragen der Technik und Methodik im praktischen Laboratoriumsbetriebe behandelt werden, keine eingehendere Besprechung.

Schlußwort.

Der jetzige Stand unserer Kenntnisse über den Wirkungsmechanismus des Komplementes hat sich im Zeitraume von etwa vier Jahrzehnten in geradliniger Bahn aus der intuitiven Erfassung des Problems durch P. EHRLICH herausentwickelt; auch die Entdeckungen der dritten und vierten Komponente sind empirische Erweiterungen des von EHRLICH aufgestellten Prinzips, daß sich die Komplementfunktion aus einer Mehrheit von wesensverschiedenen Komponenten zusammensetzt. Aber gerade

die wichtigsten Fragen sind nicht gelöst worden. Wir können nicht mit
Bestimmtheit sagen, warum das Hämoglobin aus sensibilisierten Erythrocyten unter dem Einfluß vollständiger Komplementsysteme austritt,
warum sich bestimmte Bakterien unter solchen Bedingungen in Granula
verwandeln und schließlich ganz auflösen und warum andere Bakterien-
arten unter Konservierung ihrer Form abgetötet werden. Die Ansicht
EHRLICHS, daß es sich um einen fermentativen Prozeß in äußerlich verschiedener Erscheinungsform handelt, ist eine Hypothese geblieben. Un-
klar sind ferner die Beziehungen der lytischen Wirkungen der Serumkom-
plemente zu den β-Lysinen [siehe A. PETTERSSON (1934)], die ebenfalls im
Serum vorkommen, thermostabil sind, durch Einleiten von CO^2 in ver-
dünntes Serum partiell ausgefällt werden können und auf sehr verschiedene
Bakterien (aerobe und anaerobe, sporenbildende und asporogene, pathogene und apathogene) wirken, welche merkwürdigerweise nur eine Eigenschaft miteinander gemein haben, das grampositive Verhalten. Spezifisch
in dem Sinne, wie die immunisatorisch erzeugten lytischen Antikörper
sind somit die β-Lysine nicht; diese negative Aussage gilt aber auch vom
Komplement, und wie das Komplement können auch die β-Lysine durch
die Immunisierung mit Bakterien mengenmäßig nicht beeinflußt werden,
d. h. ihr lytischer Titer nimmt nicht zu, wenn man die Tiere mit lysin-
empfindlichen Mikroben parenteral behandelt. Es sind somit einige
Analogien zu konstatieren; ob sie aber eine tiefere Bedeutung haben als
äußere Ähnlichkeiten, läßt sich zur Zeit nicht feststellen.

Wenn wir die Fülle der Tatsachen überschauen, welche die Forschung
zutage gefördert hat, könnten wir vielleicht eine gewisse Befriedigung
empfinden, die aber sofort der Enttäuschung weicht, wenn wir über-
legen, daß diese quantitativ so imponierende Leistung wenig zur Ver-
tiefung grundsätzlicher Erkenntnis beigetragen hat. P. WEISS meint in
einem bemerkenswerten Artikel, daß die Hoffnung auf eine von selbst
erfolgende Ordnung von gesammelten Daten zu einem erkenntnis-
theoretisch höherstehenden Ganzen ebenso unberechtigt sei wie die
Illusion der mittelalterlichen Magier, daß sich aus einer Mischung von
allerlei Chemikalien in der Retorte der Homunkulus entwickeln würde.
Darin liegt viel Wahrheit. Die Erforschung des Komplementes ist trotz
der langwierigen und an festgestellten „Tatsachen" reichen Forschung
ein nicht abgeschlossenes Gebiet.

Literaturverzeichnis.

AGNEW, S., W. W. SPINK and O. MICKELSEN (1942), J. Immunol. (Am.), **44,** 297.

ANSON, M. L. (1939), J. gener. Phys. (Am.) **23,** 239.

ARDY, C. (1939), Revista Clin. Pediatr. **37,** 495.

AVERY, O. T. and W. S. TILLETT (1929), J. exp. Med. (Am.) **49,** 251.

BACHMANN, W. (1923), Z. f. Immunitfschg. (D.) **35,** 462.

— (1924), Z. f. Immunitfschg. (D.) **40,** 325.

BAIL, O. (1929), „Bakterienaggressine", Handb. d. path. Mikroorg., 3. Aufl. **II/1,** 635.

BAKER, Z., R. W. HARRISON and B. F. MILLER (1941a), J. exp. Med. (Am.) **73,** 249.

— — — (1941b), J. exp. Med. (Am.) **74,** 611.

BAWDEN, F. C. and N. W. PIRIE (1938), Brit. J. exp. Path. **19,** 66.

BAYLISS, M., (1936) J. inf. diseas. (Am.) **59,** 131.

BIER, O., (1932) Z. Immunitfschg. (D.) **77,** 187.

— (1945), J. Immunol. (Am.) **51,** 151.

BORDET, J. (1939), Traite de l'immunite, 2. Edit., Paris.

BORDET, J. et O. GENGOU (1901), Ann. Inst. Past. **15,** 290.

BOSSHARD, W. (1944), Helvetica Chim. Acta, S. 1736.

BOYD, W. C. (1943), „Fundamentals of Immunology", New York.

BRAND, E. (1907), Berl. klin. Wschr., Nr. 34.

BRAUN, H. (1911), Bioch. Z. (D.) **31,** 65.

BROCQ-ROUSSEU, J. D. et G. ROUSSEL (1939), Le serum normal, Paris, p. 283—320.

BRONFENBRENNER, J. and H. NOGUCHI (1912), J. exp. Med. (Am.) **15,** 598, 625.

BROWN, G. C. (1943), J. Immunol. (Am.) **46,** 319.

BROWNING, C. H. (1931), „Complement" in System of Bacteriology **VI,** 332.

BROWNING, C. H. and T. J. MAC KIE (1925), cit. nach Browning, C. H. (1931).

BUCHNER, H. (1889), Centralbl. f. Bakt. **5,** 817 und **6,** 1.

— (1892), Münch. med. Wschr., Nr. 8.

BURNET, F. M., KEOGH and D. LUSH (1937), Austral. J. exp. Biol. a. med. Scienc. **15,** 227.

BURNET, F. M. and D. LUSH (1940), Austral. J. exp. Biol. a. med. Scienc. **18,** 141.

BÜSING, K. H. und H. ZUZAK (1943), Z. Immunitfschg. **102,** 401.

CANNON, P. R. (1942), J. Immunol. (Am.) **44,** 107.

CASTELLI, AG. (1928), Boll. Istit. sierotherap. Milanese, fasc. 2.

CHU, F. and B. F. CHOW (1938), Proc. Soc. exp. Biol. a. Med. (Am.) **38,** 679.

COCA, A. F. (1914), Z. Immunitfschg. (D.) **21,** 604.

— (1920), Proc. Soc. exp. Biol. a. Med. (Am.) **18,** 71.

COHN, E. J., T. L. MCMEEKIN, J. L. ONCLEY, J. M. NEWELL and W. HUGHES (1940), J. Americ. Chem. Soc. **43,** 3386.

COURMONT, E. et A. DUFOUR (1912), C. r. Soc. Biol. Paris **72**, 916, 1014, 1058.
CRAIGIE, J. (1939), „Die Antigenfunktionen und die serologischen Reaktionen
    der Virusarten in vitro", Handb. d. Virusfschg., 2. Hälfte, 1106—1147.
CRANDON, J. H., C. C. LUND and D. H. BILL (1940), New England J. Med.
    223, 353.
CUSHING, J. E. JUN. (1945a), J. Immunol. (Am) **50**, 61.
— (1945b), J. Immunol. (Am.) **50**, 75.

DALE, H. and KELLAWAY (1921), J. of Phys. (Brit.) **54**, 143.
DEISSLER, K. (1932), Z. Immunitfschg. (D.) **73**, 365.
DICK, G. F. (1913), J. inf. diseas. **12**, 111.
DINGLE, J. H., L. D. FOTHERGILL and C. A. CHANDLER (1938), J. Immunol.
    34, 357.
DOERR, R. (1907a), Wien. Klin. Wschr., Nr. 20.
— (1907b), Bioch. Z. **7**, 128.
— (1929), „Allergie und Anaphylaxie", Handb. d. path. Mikroorg., 3. Aufl.
    I, 759.
— (1934), Festschrift f. ZANGGER, Zürich.
— (1936), Z. Hyg. (D.) **118**, 738.
— (1937), Z. Hyg. (D.) **119**, 635.
— (1938), „Die Entwicklung der Virusforschung und ihre Problematik",
    Handbuch d. Virusforschung, 1. Hälfte, S. 1—125.
— (1941a), Arch. f. Virusforschung **2**, 87.
— (1941b), Schweiz. med. Wschr. Nr. 43.
— (1942), „Die Lehre von den Infektionskrankheiten in allgemeiner Dar-
    stellung", Lehrb. d. inn. Medizin, 5. Aufl., Springer, Berlin.
— (1944), „Die Natur der Virusarten", Handb. d. Virusfschg., 1. Erg.-Bd.,
    S. 1—86.
— (1947), „Antikörper I" in Immunitfschg., Springer, Wien.
DOMAGK, G. (1935), Dtsch. med. Wschr. **61**, 829.
DOWNING R., zit. nach R. R. HYDE (s. das).
DOZOIS, T. F., S. SEIFTER and E. E. ECKER (1943), J. Immunol. (Am.) **47**; 215.
— — — (1944), J. Immunol. (Am.) **49**, 31.
DUNLOP, E. M. (1928), J. Path. a. Bact. (Brit.) **31**, 769.

EAGLE, H. (1936), J. Immunol. (Am.) **30**, 339.
ECKER, E. E. (1938), Revue d'Immunol. (Franz.) **4**, 528.
ECKER, E. E. and P. GROSS (1929), J. inf. diseas. (Am.) **44**, 250.
ECKER, E. E., CH. BREESE JONES and A. O. KUEHN (1941), J. Immunol.
    (Am.) **40**, 81.
ECKER, E. E. and L. PILLEMER (1941), J. Immunol. (Am.) **40**, 73.
— — (1942), Complement. Ann. NY. Acad. Scienc. **43**, 63.
ECKER, E. E. —, L. PILLEMER, C. B. JONES and S. SEIFTER (1940), J. biol.
    Chem. (Am.) **135**, 347.
ECKER, E. E., L. PILLEMER, J. J. GRIFFITHS and W. P. SCHWARTZ (1939),
    J. Amer. med. Assoc. **112**, 1449.
ECKER, E. E., L. PILLEMER, E. W. MARTIENSEN and D. WERTHEIMER (1938),
    J. biol. Chem. (Am.) **123**, 351.
ECKER, E. E., L. PILLEMER and A. O. KUEHN (1942), J. Immunol. (Am.)
    43, 245.
ECKER, E. E., L. PILLEMER and S. SEIFTER (1943), J. Immunol. (Am.)
    47, 181.

ECKER, E. E., L. PILLEMER, D. WERTHEIMER und H. GRADIS (1938), J. Immunol. (Am.) **34**, 19.
EHRLICH, P. und J. MORGENROTH (1900), Berl. Klin. Wschr. **37**, 453, 681.
EHRLICH, P. und H. SACHS (1902), Berl. Klin. Wschr., S. 492.
EISLER, M. C. 1920), Centralbl. f. Bakt., I. Orig., **84**, 46.
ELMORE, M. E. (1928), J. Immunol. (Am.) **15**, 21.
EPSTEIN, A. K., B. R. HARRIS and M. KATZMAN (1943), Proc. Soc. exp. Biol. a. Med. (Am.) **53**, 238.
FERRATA, A. (1907), Berl. Klin. Wschr., S. 366.
FUCHS, H. J. (1928/29), Z. Immunitfschg. **58**, 14; **61**, 342; **62**, 107, 117.

GAY, F. P. (1905a), Centralbl. f. Bakt., I. Orig. **39**, 172.
— (1905b), Centralbl. f. Bakt., I. Orig. **40**, 695.
GEGENBAUER, V. (1922), Arch. f. Hyg. (D.) **90**, 23.
GRAMENITZKI, M. (1912), Bioch. Z. (D.) **38**, 501.
GOODNER, K. and F. L. HORSFALL (1936), J. exp. Med. (Am.) **64**, 201.
GORDON, J. and P. G. MARSHALL (1929), Brit. J. exp. Path. **10**, 249.
GORDON, J., H. R. WHITHEHEAD and A. WORMALL (1926a), Biochem. J. (Brit.) **20**, 1028.
— — — (1926b), Biochem. J. (Brit.) **20**, 1036.
GORDON, M. H. (1925), Medical Research Council, Spec. Rep. Ser. No. 98.
GREEN, R. H., T. F. ANDERSON and J. E. SMADEL (1942), J. exp. Med. (Am.) **75**, 651.

HALLAUER, C. (1939), „Die erworbene Immunität gegen Virusinfektionen", Handb. d. Virusfschg., 2. Hälfte, S. 1147—1291.
HARRISON, J. A. and E. H. FOWLER (1945a), J. Immunol. (Am.) **50**, 115.
— — (1945b), Science (Am.) **102**, 65.
HARTMANN, M. und K. KÄGI (1928), Angew. Chem. (D.) **41**, 127.
HAUROWITZ, F. (1939), Z. Immunitfschg. **95**, 200.
HECKER, R. (1907), Arb. Inst. exp. Ther. Frankf. **3**, 89.
HEGEDÜS, A. und H. GREINER (1938), Z. Immunit. (D.) **92**, 1.
HEIDELBERGER, M. (1938), Symp. on Quant. Biology **6**.
— (1941), J. exp. Med. (Am.) **73**, 681.
HEIDELBERGER, M., O. BIER and M. MAYER (1942), Federation Proc., Part. II, **1**, 178.
HEIDELBERGER, M. and M. MAYER (1942), J. exp. Med. (Am.) **75**, 285.
HEIDELBERGER, M., M. ROCHA E SILVA and M. MAYER (1941), J. exp. Med. (Am.) **74**, 359.
HEIDELBERGER, M. and H. P. TREFFERS (1942), J. gener. Phys. (Am.) **25**, 523.
HEIDELBERGER, M., A. J. WEIL and H. P. TREFFERS (1941), J. exp. Med. (Am.) **73**, 695.
HÖBER R. and J. HÖBER (1942), J. gener. Phys. (Am.) **25**, 705.
HORSFALL, F. L. and K. GOODNER (1936), J. Immunol. (Am.) **31**, 135.
HYDE, R. R. (1923), J. Immunol. (Am.) **8**, 267.
— (1932), Americ. J. Hyg. **15**, 824.
HYDE, R. R. and E. PARSONS (1928), Amer. J. Hyg. **8**, 859.

JACOBY, M. (1915), Bioch. Z. (D.) **69**, 127.
JACOBY, M. und A. SCHÜTZE (1910), Z. Immunitfschg. **4**, 730.
JOBLING, J. W. and W. P. PÉTERSON (1914), J. exp. Med. (Am.) **20**, 321.

Jobling, J. W., A. A. Eggstein and W. P. Petersen (1915), J. exp. Med. (Am.) **21**, 239.
Jonas, W. (1913), Z. Immunitfschg. (D.) **17**, 539.
Jungeblut, C. W. and J. A. Berlot (1926), J. exp. Med. (Am.) **43**, 797.

Kabat, E. A. (1939), J. exp. Med. (Am.) **69**, 103.
Kemp, T. (1927), C. r. Soc. Biol. Paris **96**, 559.
Kiss, J. (1921), Alexin und Antialexin, Jena.
Klein, M. and D. A. Stevens (1945), J. Immunol. (Am.) **50**, 265.
Kligler, I. J. (1925/26), Trans. Roy. Soc. Trop. Med. **19**, 330.
Klopstock, F. (1926), Centralbl. Bakt., Orig. I, **98**, 100.
Knight, C. A. and W. M. Stanley (1944), J. exp. Med. (Am.) **79**, 291.
Kondo, S. (1922), Z. Immunitfschg. (D.), **35**, 366.
Kossowitch, N., V. Iline et G. Coulon (1944), C. r. Soc. Biol. Paris **138**, 170.
Krueger, A. P. (1942), U. S. Naval Med. Bull. (Am.) **40**, 622.
Kuhn, R., H. Bielig, O. Dann, D. Jerchel und O. Westphal (1940), Ber. Dtsch. chem. Ges. **73**, 1080.
Kuhn, R. und O. Westphal (1940), Ber. Dtsch. chem. Ges. **73**, 1105.

Lampl, H. und K. Landsteiner (1917), Z. Immunitfschg. (D.) **26**, 193.
Lancefield, R. C. (1928), J. exp. Med. (Am.) **47**, 843, 857.
Landsteiner, K. und R. Stankovič (1906), Centralbl. Bakt., Orig. I, **42**, 353.
Liefmann, H. (1909), Münch. med. Wschr. **56**, 2097.
Lister, J., Collected papers of Joseph Baron Lister, Clarendon Press. Oxford.

Maccolini, R. (1939), Boll. Soc. it. Biol. sperim. (Ital.) **14**, 389.
Madden, S. C. and G. H. Whipple (1940), Physiol. Reviers **20**, 194.
Madden. S. C., C. A. Finch, W. G. Swalbach and G. H. Whipple (1940), J. ex. Med. **71**, 283.
Marron, T. U. and F. B. Moreland (1939), Enzymologia **6**, 225.
Masugi, M. (1927/28), Krankheitsfschg. **5**, 375.
McNeil, A. and R. L. Kahn (1918), J. Immunol. (Am.) **3**, 295.
Miller, G. L. and W. M. Stanley (1942), J. biol. Chem. (Am.) **146**, 331.
Mirsky, A. E. (1938), Cold Spring Harbor Symp. on quant. Biology **6**, 150.
Misawa, T. (1934), Z. Immunitf. (D.) **83**, 177.
Moore, H. D. (1919), J. Immunol. (Am.) **4**, 425.
Moreschi, C. (1905), Berl. Klin. Wschr. **37**, 1181; **38**, 100.
Morgan, J. M. (1944), J. Bact. (Am.) **47**, 466.
— (1945), J. Immunol. (Am.) **50**, 359.
Mudd, St. and T. F. Anderson (1941), J. Immunol. (Am.) **42**, 251.
Mueller, J. H. (1931), J. Immunol. (Am.) **20**, 17.
Muir, R. and C. H. Browning (1909), J. Path. Bact. (Brit.) **13**, 232.
Muir, R. (1911—1912), J. Path. and Bact. (Brit.) **16**, 523.
Muir, R., C. H. Browning and S. P. Bedson (1931), System of Bacteriology **VI**, 295.

Nathan, P. (1913a), Z. Immunitfschg. **19**, 216.
— (1913b), Z. Immunitfschg. **21**, 259.
Nathan-Larrier, L. et P. Lépine (1928), C. r. Soc. Biol. Paris **98**, 926.
Noguchi, H. (1926), J. exp. Med. (Am.) **44**, 327.
Nuttall, G. F. H. (1888), Z. Hyg. (D.) **4**, 353.

Olsen, O. (1922), Bioch. Z. (D.) **133**, 24.
Osborn, T. W. B. (1937), Complement or alexin. London, Oxford University Press.

Pauling, L. (1945), Molecular structure and intermolecular forces. In K. Landsteiner „The specificity of serological reactions", Rev. Ed., 275—293.
Petragnani, G. (1923), Sperimentale (Ital.) **77**.
Pettersson, A. (1934), Die Serum-β-Lysine und die antibakterielle Immunität gegen die davon beeinflußten Mikroben, Jena, G. Fischer.
Pfannenstiel, W. (1927), Z. Immunitfschg. **52**, 445.
Pijper, A. (1938), J. Path. a. Bact. (Brit.) **47**, 1.
Pillemer, L., F. Chu, S. Seifter and E. E. Ecker (1942), J. Immunol. **45**, 51.
Pillemer, L. and E. E. Ecker (1941a), J. Immunol. (Am.) **40**, 101.
— — (1941b), Science (Am.) **94**, 437.
Pillemer, L., E. E. Ecker, J. L. Oncley and E. J. Cohn (1941), J. exp. Med. (Am.) **74**, 297.
Pillemer, L., Fei Chu, S. Seifter and E. E. Ecker (1942), J. Immunol. (Am.) **45**, 51.
Pillemer, L., J. Seifter and E. E. Ecker (1941a), J. Immunol. (Am.) **40**, 89.
— — — (1941b), J. Immunol. (Am.) **40**, 97.
— — — (1942), J. exp. Med. (Am.) **75**, 421.
Pillemer, L., J. Seifter, C. L. San Clemente and E. E. Ecker (1943), J. Immunol. (Am.) **47**, 205.
Pillemer, L., J. Seifter, Fey Chu and E. E. Ecker (1942), J. exp. Med. (Am.) **76**, 93.
Pirie, N. W. (1945), Advances in enzymology **5**, 1.

Reiner, L. und Mitarbeiter (Fischer, Kopp, Strilich), (1929), Z. Immunitfschg. (D.) **61**, 317, 397, 459.
Rich, F. A., zit. nach R. R. Hyde (1923).
Ritz, H. (1912), Z. Immunitfschg. (D.) **13**, 62.
Ritz, H. und H. Sachs (1917), Z. Immunitfschg. **26**, 483.
Robertson, M. (1934), J. Path. a. Bact. (Brit.) **38**, 363.
Rose, W. C. (1938), Physiol. Rev. **18**, 109.
Rössle, R. (1905), Arch. Hyg. (D.) **54**, 1.
Rothen, A. and K. Landsteiner (1939), Science (Am.) **90**, 65.
— — (1942), J. exp. Med. (Am.) **76**, 437.

Sachs, H. (1929), Hämolytische Serumwirkung (Hämolysine) und Komplementbindung (Cytotoxische Sera), Handb. d. path. Mikroorg., 3. Aufl., II 1, 779—928.
Sachs, H. und K. Altmann (1917), Bioch. Z. (D.) **78**, 46.
Sachs, H. und L. Omorokow (1911), Z. Immunitfschg. **11**, 710.
Salaman, M. H. (1940), 3. Intern. Congr. Microb., New York, S. 356.
Schittenhelm, A. (1942), Die Krankheiten des Blutes und der blutbildenden Organe. Lehrbuch der inneren Medizin, Springer, S. 350.
Schmidt, H. (1919), Z. Hyg. (D.) **88**, 495.
Schönheimer, R., S. Ratner and Rittenberg (1939), J. biol. Chem. (Am.) **130**, 703.

Schönheimer, R., S. Ratner, D. Rittenberg und M. Heidelberger (1942a), J. biol. Chem. (Am.) **144**, 541.
— — — — (1942b), J. biol. Chem. (Am.) **144**, 545.
Schuckmann, W. (1920), Berl. klin. Wschr. **57**, 545.
Seifter, S., Dozois, T. F. and E. E. Ecker (1944), J. Immunol. (Am.) **49**, 45.
Seifter, S., L. Pillemer and E. E. Ecker (1943), J. Immunol. (Am.) **47**, 195.
Sherwood, N. P., C. Smith and R. West (1916), J. inf. diseas. (Am.) **19**, 682.
Shibley, G. S. (1926), J. exp. Med. (Am.) **44**, 667.
Smith, F. C. and R. Marrack (1930), Brit. J. exp. Path. **11**, 494.
Spink, W. W., S. Agnew and O. Mickelsen (1942), J. Immunol. (Am.) **44**, 289.
Spink, W. W., S. Agnew, O. Mickelsen and La meta Dahl (1942), J. Immunol. (Am.) **44**, 303.
Sreenivasaya, M. and N. W. Pirie (1938), Bioch. J. (Brit.) **32**, 1707.
Stats, D. and J. G. Bullowa (1942), J. Immunol. (Am.) **44**, 41.
Stock, C. C. and T. Francis jun. (1943), J. Immunol. (Am.) **47**, 303.
Strong, P. S. and J. T. Culbertson (1934), J. Hyg. (Am.) **34**, 522.

Takano, Y. (1936), Z. Immunitfschg. (D.) **87**, 29, 72.
Tanzer, Ch. (1941), J. Immunol. (Am.) **42**, 291.
Thorsch, M. (1914/15), Bioch. Z. (D.) **68**, 67.
Toda, T. und B. Mitsuse (1933), Z. Immunitfschg. (D.) **78**, 62.
Tokunaga, H. (1929a), Zentralbl. f. Bact., I. Orig. **111**, 470, 478.
— (1929b), Zentralbl. f. Bact., I. Orig. **114**, 203.
Tomcsik, J. and T. J. Kurotchin (1928), J. exp. Med. (Am.) **47**, 379.

Weil, E. (1913), Bioch. Z. (D.) **48**, 347.
Weiss, P. (1945), Science (Am.) **101**, 101.
Westphal, O. und D. Jerchel (1942), Kolloid-Z. (D.) **101**, 213.
Whitehead, H. R., J. Gordon and A. Wormall (1925), Bioch. J. (Brit.) **19**, 618.
Wollmann, E. et Graves (1923), C. r. Acad. Scienc. Paris **177**, 1162.
Wormall, A., H. K. Withehead and J. Gordon (1925), J. Immunol. (Am.) **10**, 587.
Wu, H. and S. M. Ling (1927) Chines. J. Physiol. **1**, 407.

Zinsser, H. and J. T. Parker (1923), J. Immunol. (Am.) **8**, 151.

Sachverzeichnis.

(K. bedeutet „Komplement".)